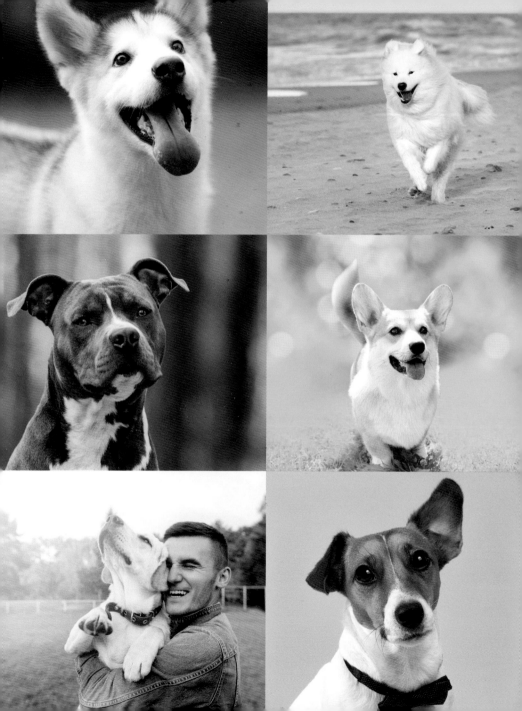

Fitness con tu perro

Blanca Herp

Redbook

© 2018, Redbook Ediciones, s. l., Barcelona

Diseño de cubierta: Regina Richling

Diseño de interior: Primo tempo

ISBN: 978-84-9917-532-4

Depósito legal: B-16.255-2018

Impreso por Sagrafic, Pasaje Carsi 6, 08025 Barcelona

Impreso en España - *Printed in Spain*

Índice

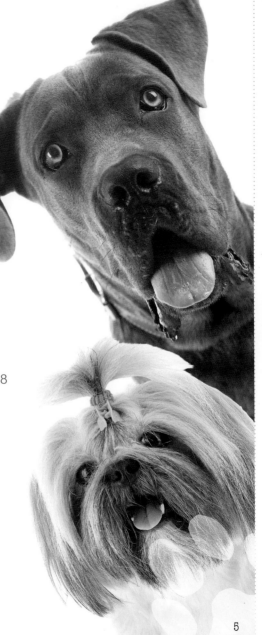

5

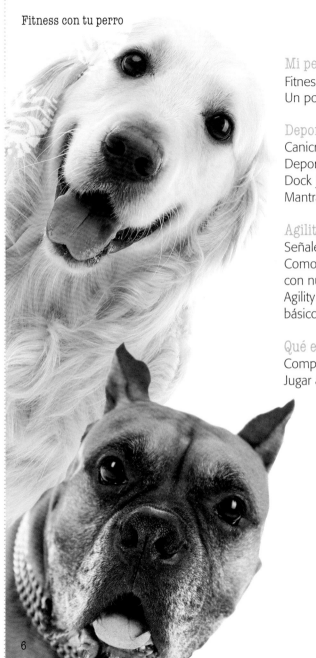

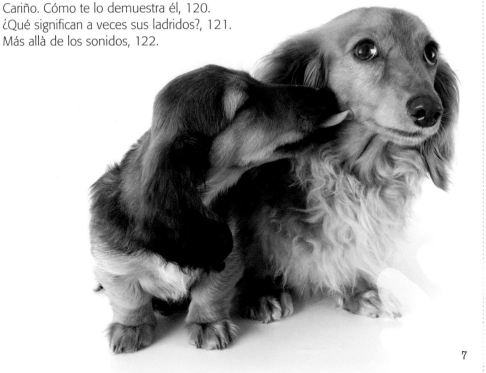

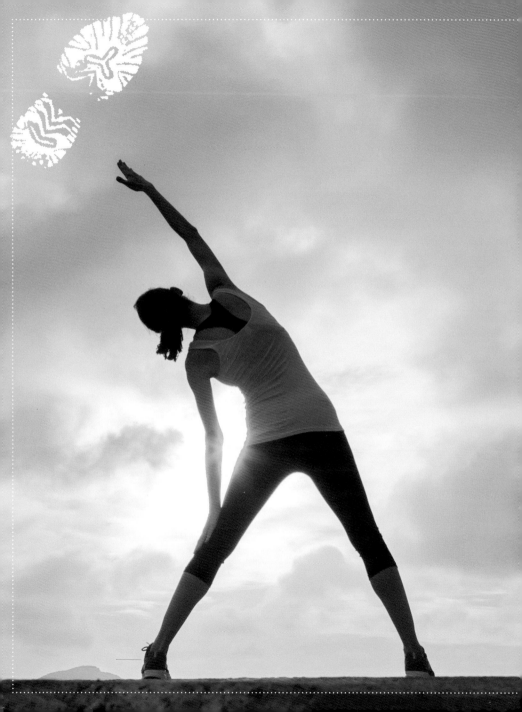

Para empezar, un poco de

Stretching

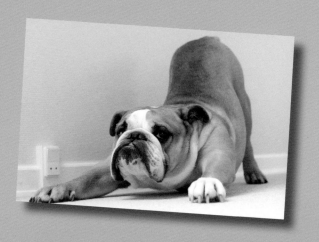

Para empezar, un poco de

Stretching

Antes de salir a correr y hacer deporte, vamos a preparar el cuerpo con unos ejercicios de **stretching** (estiramientos). Gracias a ellos se mantienen los músculos flexibles y se les prepara para el movimiento, ayudando a hacer el cambio diario de la inactividad a la actividad vigorosa sin esfuerzo violento.

Son especialmente importantes si se corre, se monta en bicicleta, o se practican otros ejercicios enérgicos, ya que la mayoría de los deportes producen tirantez e inflexibilidad. Además, antes y después del trabajo, los ejercicios de stretching ayudan a mantenernos flexibles y a evitar lesiones comunes.

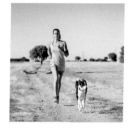

Estos estiramientos son en general fáciles y simples, pero hay que practicarlos correctamente y de manera que resulten agradables —sin dolor—, como preparación para el movimiento. Si el estiramiento es correcto, la sensación será agradable. No intentaremos batir marcas, esto no es un campeonato personal para comprobar hasta dónde se llega, y menos aún si nos acompaña nuestra mascota.

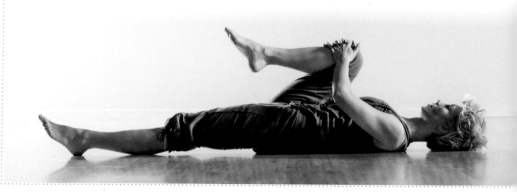

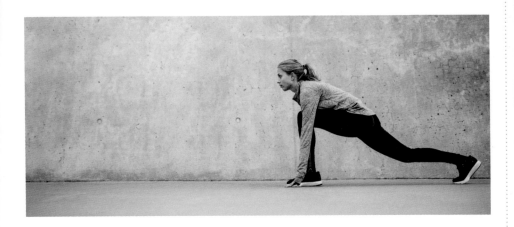

Los ejercicios de estiramiento han de adaptarse a la estructura muscular, flexibilidad y grados de tensión personales. No consiste en fatigarse; el objetivo es reducir la tensión muscular y lograr un movimiento más libre, sin perseguir una flexibilidad extrema que acabe lastimando. Observando a los animales podemos aprender mucho: se estiran de manera espontánea, sin excederse, preparando los músculos que van a usar.

¿Cuándo practicar stretching?

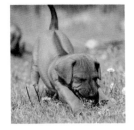

Los estiramientos pueden practicarse en cualquier momento: en el trabajo, en el coche, esperando el autobús, andando por la calle, bajo la sombra de un árbol o en la playa. Nos estiraremos antes y después de una actividad física, pero también siempre que podamos durante el día. Aquí tenemos algunos ejemplos:

• Al levantarnos.
• En el trabajo, como válvula de escape para la tensión nerviosa.
• Después de haber estado un rato sentados o levantados.
• Cuando nos sentimos tensos.

11

• En cualquier momento del día, mientras vemos la televisión, escuchamos música, leemos, o bien sentados y hablando. Y es una práctica excelente para preparar el cuerpo antes de salir a correr con nuestra mascota.

Cómo estirarse

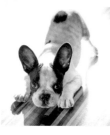

Es fácil aprender estos ejercicios de estiramiento, pero hay que hacerlos correctamente. La manera adecuada es con una tensión relajada y mantenida, poniendo atención en los músculos que se están estirando. La forma incorrecta (desgraciadamente habitual en muchas personas) es saltando o estirando un músculo hasta sentir dolor, pudiendo causar más lesiones que mejora.

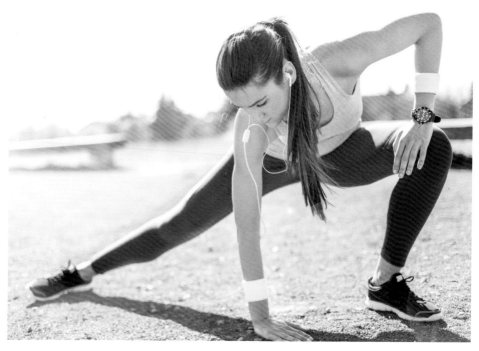

Si estos ejercicios se hacen de modo correcto y regular, se notará que cada movimiento es más fácil que el anterior. La relajación de músculos o grupos de músculos tensos requiere tiempo, pero esto carece de importancia cuando uno siente cómo mejora su estado.

El estiramiento fácil

Cuando se empieza a estirar un músculo, hay que sostener este primer esfuerzo entre 10 y 30 segundos. Nunca estiraremos bruscamente. Se mantendrá hasta que se sienta una tensión suave, relajándonos mientras sostenemos dicha tensión. Se debe sentir cómo disminuye la tensión aunque aguantemos la misma postura. Si no es así, disminuiremos un poco hasta lograr un grado de tensión agradable. Este primer esfuerzo reduce la tirantez muscular y prepara los tejidos para el segundo ejercicio: el estiramiento evolucionado.

El estiramiento evolucionado

Tras el primer ejercicio aumentaremos la tensión paulatinamente, aunque sin brusquedad. El incremento será de dos o tres centímetros, hasta que otra vez sintamos una tensión suave; mantendremos esta posición entre 10 y 30 segundos. La tensión, otra vez, deberá disminuir.
Si no es así, nos relajaremos un poco. Este segundo paso tonifica los músculos y aumenta su flexibilidad.

Respiración

La respiración debe ser lenta, rítmica y controlada. Si se está doblado hacia adelante para estirar un músculo, se espirará mientras se hace este movimiento y después, durante el estiramiento, respiraremos despacio.
No se debe cortar la respiración mientras se mantiene la tensión del músculo. Si esta posición impide respirar

con naturalidad es que no se está relajado. Entonces, disminuiremos la tensión un poco, hasta que se pueda respirar con naturalidad.

Tiempo

Al principio se cuenta en silencio los segundos de cada estiramiento. Esto asegura que el estiramiento apropiado se mantiene durante el tiempo necesario. En poco tiempo se conseguirá calcular el tiempo oportuno sin necesidad de contar.

Si mantenemos una tensión más tiempo del necesario o rebotamos bruscamente se tensan los músculos, activando el reflejo de estiramiento.

1 Sentados, extendemos la pierna derecha mientras se mantiene la izquierda doblada. La planta del pie izquierdo debe estar mirando hacia la parte interior del muslo derecho. No forzaremos la rodilla de la pierna extendida. La posición es con una pierna extendida, pero con las rodillas dobladas.

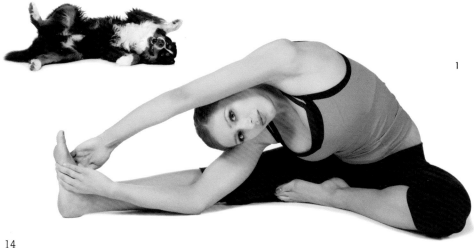

1

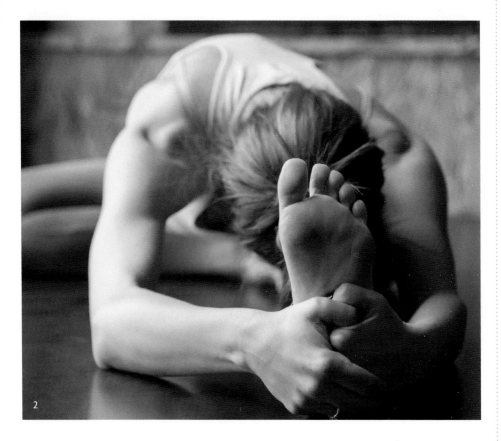

2

2 Piernas, pies y tobillos. Para estirar los tendones de la corva, se estira la pierna derecha con la planta del pie izquierdo rozando el interior del muslo derecho. Así tenemos ahora una pierna estirada y una rodilla doblada.
Lentamente flexionamos las caderas hacia el pie de la pierna estirada, hasta sentir un pequeño estiramiento, que mantendremos, acercando un poco más la cadera, hasta unos 20 segundos,
Se repite luego al otro lado.

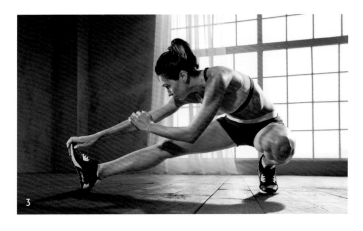

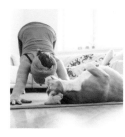

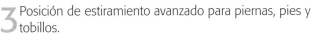
3 Posición de estiramiento avanzado para piernas, pies y tobillos.

4 Para estirar la parte posterior de la pierna (músculos de la pantorrilla y sóleos) se coloca una toalla alrededor del pie para tirar de los dedos hacia la rodilla o, si se es más flexible, se puede hacer con la mano. Cuando se sienta un ligero estiramiento se mantendrá la posición durante unos 25 segundos. Quizá sea necesario flexionarse hacia adelante por las caderas para aumentar el estiramiento.

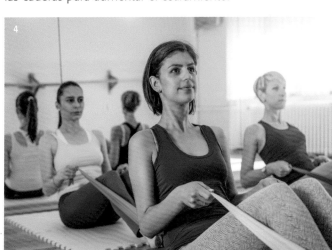

5 Una posición muy completa, que ayuda a estirar espalda, hombros y brazos, y permite asimismo infinidad de variantes.
De pie, con las rodillas un poco flexionadas (dos o tres centímetros), se tira suavemente del codo por detrás de la cabeza, mientras se realiza una torsión hacia el mismo lado por la cintura. Mantendremos un estiramiento suave durante 10 segundos. Realizaremos el ejercicio por ambos costados. Si se mantienen las rodillas un poco flexionadas resulta más fácil conservar el equilibrio mientras se realiza este estiramiento.

6 La maravillosa serie de estiramientos «Saludo al Sol». A partir de la popular asana del yoga («Surya Namaskar»), podéis introducir variantes con movimientos de piernas y pies, o de los brazos o de la cabeza. Respiración: al expandir inspiramos, y al contraer espiramos.

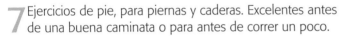

5

7 Ejercicios de pie, para piernas y caderas. Excelentes antes de una buena caminata o para antes de correr un poco.

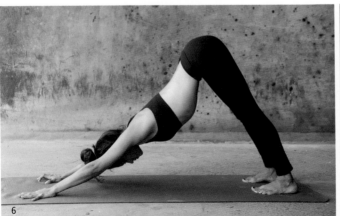

6

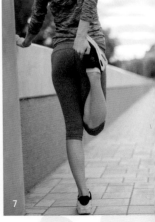

7

17

Secuencias de estiramientos para antes de empezar el deporte

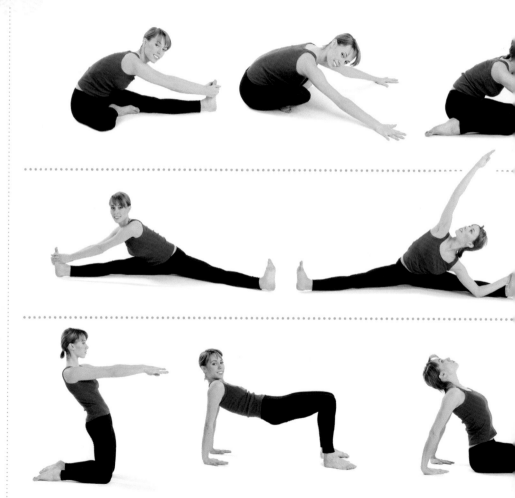

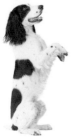
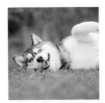
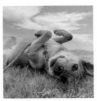
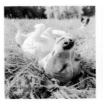

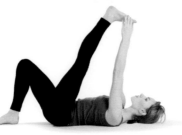
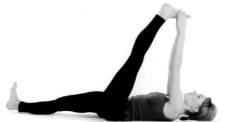

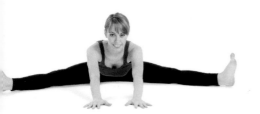

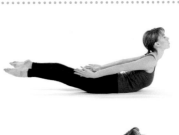

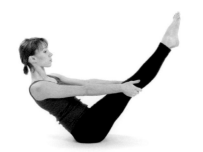
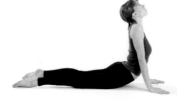

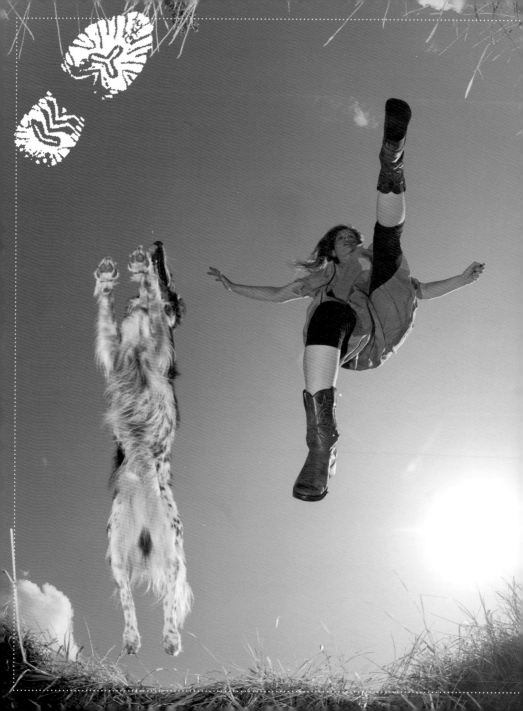

Hacer deporte

¿y mi perro?

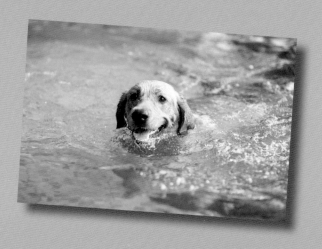

Hacer deporte

¿y mi perro?

Bicicleta

Para mover el corazón... y rebajar las grasas

Si el perro viene con nosotros a pasear con la bicicleta, también él, corriendo, moverá el cuerpo y ganará en salud. Y si bajar de peso es uno de los objetivos de vuestra práctica de fitness, conviene determinar primero qué tipo de entrenamiento en ciclismo es el más adecuado para bajar de peso, porque según la intensidad en la que trabajemos estaremos utilizando como combustible grasas o glucógeno.

La famosa zona "quemagrasas" la encontramos **entre el 60 y 75% de nuestra frecuencia cardíaca máxima**, de modo que si lo que queremos es rebajar nuestro porcentaje de grasa corporal sin riesgo de perder músculo, tendremos que trabajar sin sobrepasar este nivel, puesto que al superarlo estaríamos utilizando en mayor proporción otras fuentes de energía.

También es importante el tiempo que le dedicaremos. Hay que tener en cuenta que es a partir de la tercera hora de esfuerzo cuando nuestro combustible procederá en un 95% de las grasas. A diferencia de adelgazar saliendo a correr, con unos consumos calóricos más elevados en menos tiempo (y un mayor riesgo de lesión), el ciclismo nos permite prolongar el tiempo de ejercicio con relativa facilidad.

Resulta también útil combinar las salidas en bicicleta con sesiones de gimnasio y pesas, porque al trabajar con otras partes del cuerpo menos acostumbradas conseguimos.

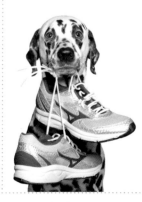

elevar nuestro consumo metabólico y favorecer así un mayor consumo energético incluso una vez finalizado el entrenamiento.

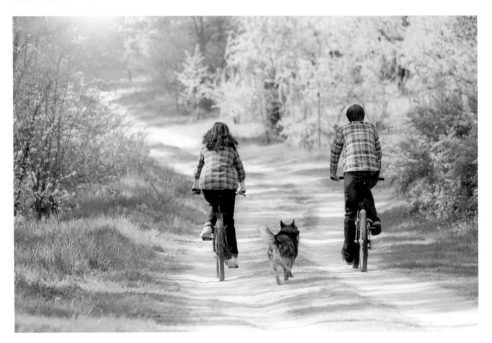

Kayak
Para que tu perro disfrute también de la aventura
Ahora las experiencias con kayak y con tu perro se están poniendo de moda en diversos lugares del mundo, como en el Cabo de Gata, en España. E incluso con dos perros, como hace David Bahnson, un cirujano retirado de Vermont, en EEUU, que ha diseñado un kayak especial para sus dos perros dos, con excelentes resultados. Los perros se ponen muy contentos cuando ven que prepara el kayak para salir. La idea se le ocurrió al ver como su perra Susie entraba

perfectamente en el compartimento de equipaje de su kayak. Después, lo que hizo fue instalar un aro para que el perro pueda sentirse acogido y seco durante el paseo por el lago.

Al ver el éxito en la modificación para Susie, decidió hacer otro ajuste: hizo otro compartimento de equipaje en el kayak y añadió otro aro para que el perro Ginger pudiera ir también con ellos.

«Cuando incluimos a Ginger, solo hice otro agujero», añadió Bahnson. «Es como un kayak triple, quizá no hay suficiente espacio para que el remero ponga sus pies, pero es ideal para un perro».

Los perros son felices cuando pueden pasar más tiempo con sus humanos. Ya hay otros intentos al querer llevar consigo a sus perros en kayak, pero ninguno ha tenido tanto éxito. «Hemos visto a otras personas subir a sus kayaks con sus perros, pero suelen llevarlos en la cabina con ellos. Es un poco raro, esto funciona mejor», dice.

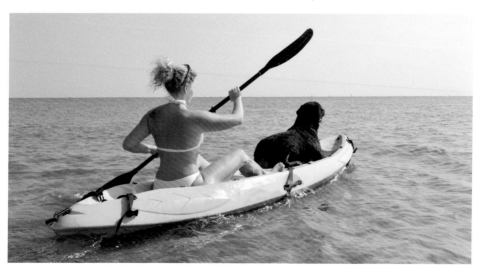

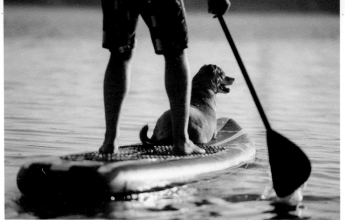

Paddle surf
«Sup Dog», paddle surf con mi perro

Con el paddle surf nos deslizamos de pie por el agua sobre una tabla de surf y ayudados de una pala. Su popularidad es bastante reciente, aunque existe desde hace casi cincuenta años. A principios del año 2000, en Hawai lo comenzaron a desarrollar en grandes eventos surfistas, demostrando que no se necesitan olas para disfrutar paleando en mar abierto, en los puertos, en lagos, ríos o cualquier gran masa de agua. Se han establecido tres categorías de tablas, según el largo, aunque existen muchas más variantes.

Si vamos a practicar paddle surf con nuestro perro, debemos tener claro si queremos una tabla rígida (tabla dura clásica) o hinchable (más cómoda y segura para las caídas). Además ha de ser grande (aunque un perro pequeño puede ir en casi cualquier tabla), y con la punta redondeada.

Existen unas cuantas modalidades a la hora de practicar, incluida la de yoga & fitness (mejor con tabla hinchable). Veamos la modalidad «Sup Dog», con nuestro perro:

En este tipo de modalidad es aconsejable que la tabla sea lo más grande posible para más comodidad. Es un estilo de Paddle Surf que conlleva una preparación previa y mucha confianza en tu perrito.

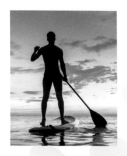

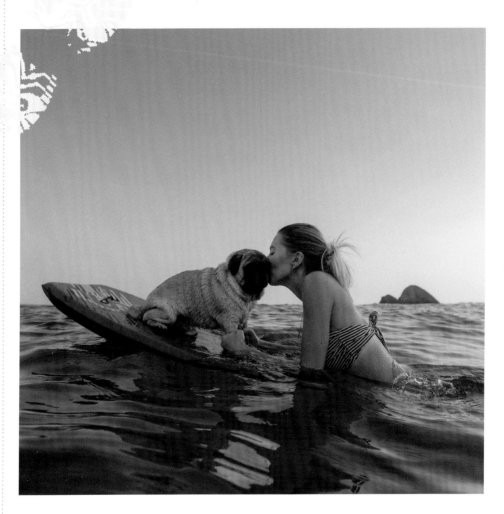

6 consejos para practicar paddle surf con tu perro

No es una práctica fácil, el perro de primeras no se va a quedar quieto encima de la tabla, antes se debe ganar confianza y saber qué es lo que ha de hacer en cada momento del proceso:

1 Es necesario que tu perro se familiarice antes con la tabla, que no sea una introducción brusca. Se recomienda traer la tabla una semana antes de hacer Paddle Surf a casa, para que tu perro se familiarice y acostumbre poco a poco.

2 Una buena manera que el perro intuya que la tabla es una zona segura y beneficiosa es que se le dé un «premio» cada vez que este se suba a ella..

3 Intentar que entienda a partir de señales cuándo debe subir y bajar de la tabla, para evitar que salte cuando remamos. Se puede acostumbrar al animal a este proceso premiándolo. Si el perro no lo entendiera bien podría saltar en cualquier momento y tumbar la tabla.

4 Hemos de procurar que el perro sepa cuál es su lugar en la tabla de Paddle Surf. Cada vez que esté donde queremos lo podemos premiar, así lo verá como algo positivo. Una vez tenga claro cual es su lugar, es momento que se acostumbre a ti, siéntate detrás suyo. Finalmente, cuando esté acostumbrado a ti y a la tabla, prueba de remar a su alrededor, para que se familiarice con el remo. Recomendamos positividad y paciencia.

5 Una vez aprendidos los pasos, es momento de transportarse a la orilla del mar y practicarlos delante o ligeramente encima del agua. Una vez se vea cómodo, es momento de probarlo, primero con un viaje corto y sobre todo, felicitando al perro al final del trayecto.

6 Al principio ponle un chaleco salvavidas, incluso aunque sepa nadar.

A caballo

Montar a caballo en un entorno natural y acompañados del perro es una delicia, pero hay que tener antes bastante práctica, experiencia y cierto nivel de monta. Por ejemplo, antes de guiar al perro desde la silla pediremos a otra persona que camine al lado con él, hasta que los dos animales se acostumbren a caminar juntos.

A partir de cierto nivel podéis trotar (e incluso galopar), tanto si el perro va contigo sobre el caballo como si aprende a observar quieto estas evoluciones en un amplio espacio limitado y dentro de su campo visual. Pero mucho antes que eso...

Antes de montar con tu perro

Él y el caballo serán grandes compañeros, pero si tu perro no está acostumbrado, ante todo consolidaremos la

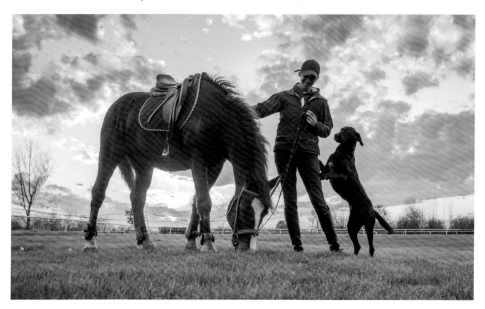

obediencia básica (órdenes de sentado, tumbado, quieto) y sobre todo «junto» (los adiestradores suelen usar la voz «fuss»).

Practicaremos en el suelo con y sin correa antes de subir al caballo, y sólo cuando el perro obedezca las órdenes básicas podrás llevarlo a tu lado de forma segura. También podrás dejarlo en un lugar determinado y llamarlo para que se acerque, pero hay que tener muy en cuenta que todo esto ¡lleva su tiempo!

Mientras se monta, el perro debe tener asignado un sitio propio y la espera deberá resultarle lo más agradable posible, prestándole atención de vez en cuando. Detén al caballo periódicamente junto a él y arrójale una golosina como recompensa por permanecer en su sitio. Al final de la monta puedes elogiarlo, de esta forma el perro asocia al caballo con algo positivo.

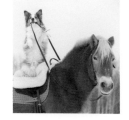

Primeros pasos

Cuando tengas la sensación de que el perro y el caballo se entienden bien, podrás empezar a caminar con los dos, sin subir a la silla. Por seguridad nos colocaremos en el centro, al principio con el perro atado con la correa. Sólo cuando te sientas seguro puedes atreverte a dar los primeros paseos. Si salen bien, puedes llevar al perro suelto, si es capaz de obedecer tus órdenes para mantenerlo al lado.

Y finalmente… montamos con el perro

Móntate en el caballo, lleva a tu perro atado con la correa y cabalga primero en un área cercada. Si tienes una buena sensación puedes prescindir de la correa.

El paso siguiente consiste en salir a campo abierto. Aquí también debes llevar al principio al perro atado. Sólo cuando estés seguro de tener todo bajo control puedes llevar a tu perro suelto al encuentro con la naturaleza.

Natación

La natación favorece la condición física también de nuestro perro, y tiene además beneficiosos efectos positivos sobre su salud. Compartir un buen chapuzón con nuestras mascotas es un plan perfecto para disfrutar del buen tiempo y su compañía.

Podemos disfrutar con nuestro perro —¡y él con nosotros!— de los grandes efectos positivos de la natación: aumenta su capacidad pulmonar y muscular, fomenta su coordinación, libera mucha energía...

Hay perros a los que no les gusta el agua, pero todos ellos flotan instintivamente, y desde los tres meses de edad podemos empezar a familiarizarlo con el agua, bien en

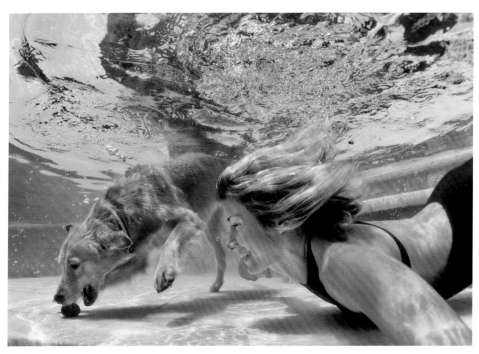

la orilla del mar, lago o río, bien en una piscina. Para que nuestro perro nade de forma fluida es recomendable seguir algunos pasos:

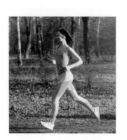

1 Conseguir que tenga confianza con el agua. Hay que evitar meterlo bruscamente o tirarlo al agua obligándolo o por sorpresa. Lo mejor es que lo relacione con algo positivo.

2 Que se dé chapuzones. Una vez le ha perdido el miedo al agua, podemos ir más allá y hacer que entre solo y de forma natural.
Una técnica es tirarle un objeto al agua para que lo recoja y nos lo traiga. Si esto lo combinamos con tirárselo en la tierra, conseguiremos un ejercicio estupendo para él, ya que la mezcla de ambos ejercicios (nado y carrera en tierra firme) hará que sus pulmones y músculos trabajen de forma muy completa.

3 Los perros pueden bucear. La técnica para que lo haga es la misma del rescate, pero esta vez con objetos que no floten, y que no estén muy profundos (alrededor de un metro o metro y medio está bien). También es mejor hacerlo progresivamente.

4 Si vemos que empieza a tiritar, podemos hacer se ejercite en tierra para retomar el calor corporal o envolverlo con una toalla si queremos parar el ejercicio.

...

Además de estas prácticas deportivas, lo que podemos hacer ahora mismo es... ¡salir a correr!
En las páginas siguientes vamos a ver todos los detalles.

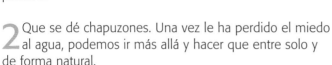

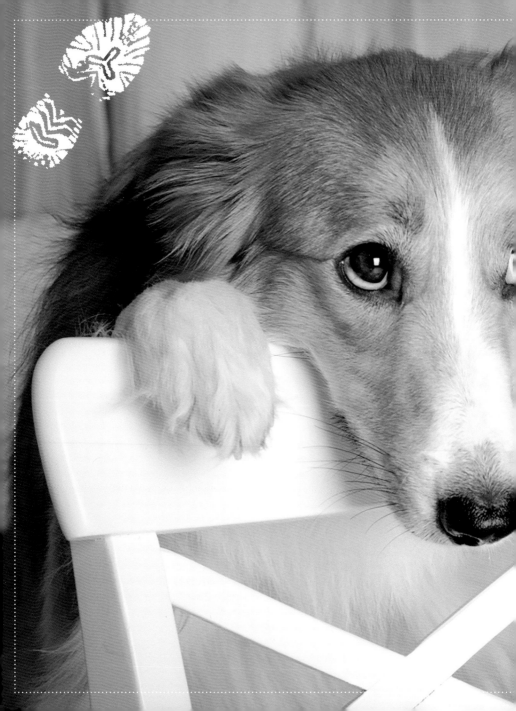

Deja de apretar
los botones de
esa pantallita,
que quiero
salir a correr...

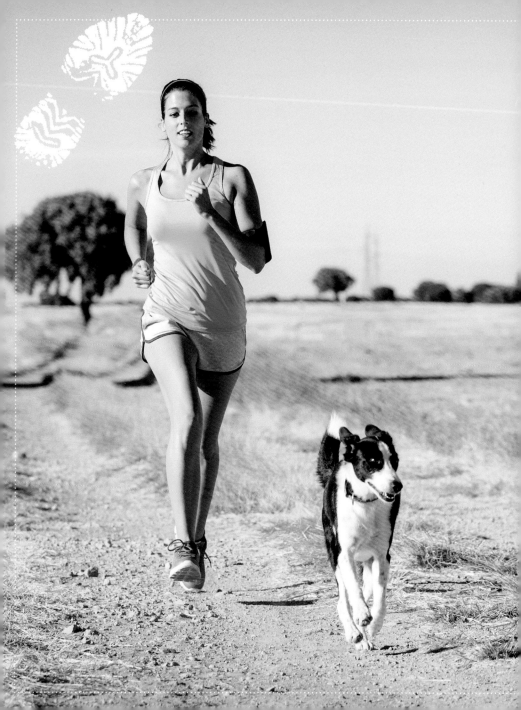

¡Sin competición!

El placer de correr de correr con mi perro

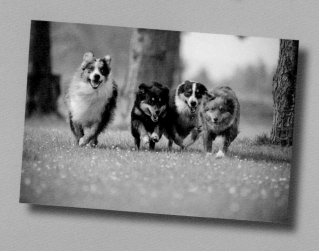

¡Sin competición!

El placer de correr con mi perro

Vas salir con tu perro, y quizá corréis un poco. Ten en cuenta su físico: las razas más grandes resisten más tiempo. También es recomendable que el animal tenga por lo menos un año de vida para que salga a hacer ejercicios.

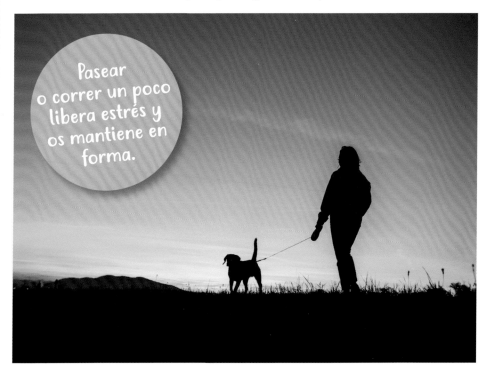

Pasear o correr un poco libera estrés y os mantiene en forma.

• **Te motiva.** Muchas veces la principal razón por la que no hacemos deporte es porque no tenemos la compañía ni la motivación necesaria. Ver a nuestro perro y saber que podemos pasar un sano momento con él nos puede dar ese empujón que nos falta.

• **Es muy necesario.** Al igual que los humanos, los perros también necesitan hacer ejercicios para mejorar su salud. Si no se mueven, su energía seguirá acumulada y será más propenso a estar hiperactivo en casa (y a cometer algunas travesuras…)

• **Sin límites.** Podemos ponernos una cierta cantidad de tiempo o de kilómetros para nuestro recorrido. Al salir con nuestra mascota podremos alargar cambiar nuestro recorrido habitual, o incluso variar nuestra rutina.

• **Controlas su peso.** Además de una correcta alimentación, un animal debe incluir el ejercicio en su dieta. Salir a correr por el parque podrá prevenir el aumento de su grasa corporal y la obesidad.

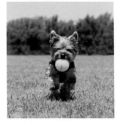

Tu perro crea vínculos contigo... y pide muy poco.

• **Disciplina.** Al momento de correr con tu perro, él te seguirá el paso constantemente y aprenderá a seguir órdenes. El perro se acostumbrará a obedecer a su dueño.

• **Ejercicio.** Correr con tu perro es la excusa perfecta para ejercitarte. Los perros necesitan salir a pasear y hacer sus necesidades todos los días. En caso no quieras correr un gran tramo, por lo menos caminarás por el parque y realizarás algo de ejercicio con él.

• **Menos estrés.** Una mascota dentro de una casa pequeña puede estar estresada por el hecho de no tener mucho espacio. Salir a caminar o a trotar hará que se sienta libre y reduzca su estrés.

• **Amor único.** El perro siempre sentirá un gran apego con la persona que mejor lo trate y que lo atienda de buena manera. Él se dará cuenta que lo sacas a pasear y a hacer deporte y te devolverá el cariño.

Salir a correr con tu perro ¡vale la pena!

1 Eliminar el estrés

El estrés se está convirtiendo en una de las causas principales de muchas enfermedades y dolencias. ¿Cuántas veces no hemos escuchado al doctor decir: «eso es por estrés» o «cómo has estado de estresado últimamente»? Las cargas emocionales afectan tanto nuestros sistemas, que terminan deteriorando la salud de nuestro organismo.

Una forma de reducir el estrés, y las enfermedades es a través del ejercicio cardiovascular. Correr nos beneficia mental y emocionalmente porque reduce el estrés y nos ayuda a diluir las frustaciones y ansiedades que se acumulan al cabo del día. Y es excelente si tu perro tiene estrés.

2 Manterse en forma

Recuerda que tu perro depende de ti para obtener su carga de ejercicio necesaria, estar en optimas condiciones y gozar de buena salud. Por lo que lo más justo y, además, divertido sería llevarlo contigo en tus próximas carreras. Esta actividad mejorará su tono muscular, resistencia, fuerza y los ayudará a mantenerse en el peso ideal.

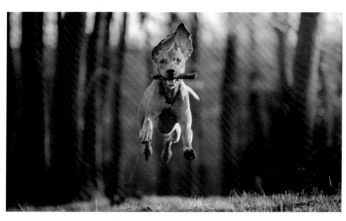

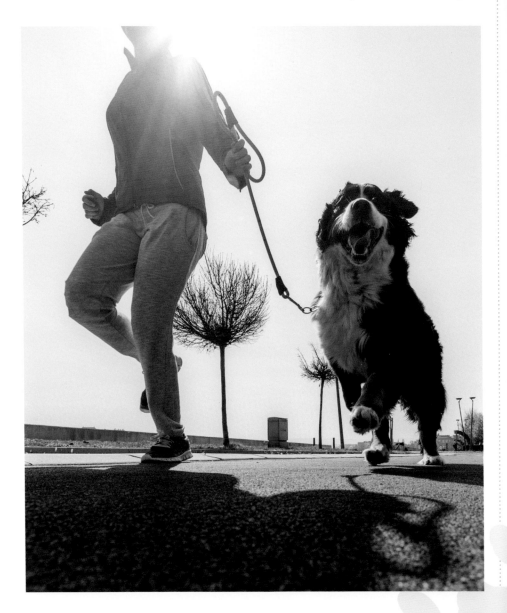

Un hábito
beneficioso
y saludable
al alcance
de todo
el mundo.

3 ¡Alegría!

Correr tiene el maravilloso efecto de hacer sentir mejor y más alegre a todo el que lo hace. Ver a tu perro todo emocionado e impaciente por liberar su cuerpo y romper las cortinas del aire, hará que tu también te emociones hasta el punto de sacarte mil risas y sonrisas. Será el momento perfecto para disfrutar de las pequeñas cosas de la vida. Y ayuda a llevar a cabo, con buen ánimo, el resto de actividades del día.

4 Un alto a los malos hábitos

Los perros son pura energía. Si no encuentran una forma positiva y productiva para liberar toda esa carga, pueden acabar portándose mal y desarrollar hábitos destructivos,

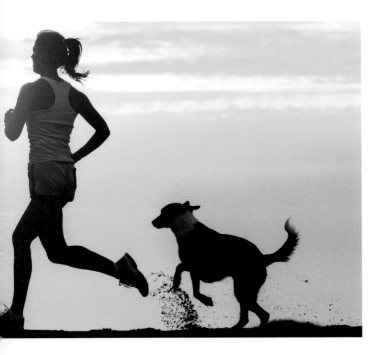

(como morder y romper tus zapatos favoritos). Correr es
una excelente herramienta liberadora que además ayuda a
reformar emociones negativas como la ansiedad, la depresión
o la frustración.

5 Crea un vínculo con tu perro

Correr con tu perro es una excelente oportunidad para
estrechar lazos, compartir momentos de calidad y crear
recuerdos que durarán toda la vida. Y puede ser el inicio de
una tradición que hagas solo con tu mascota. Los perros son
la pareja y compañía perfecta para muchas cosas, en especial
para correr. Una carrera en la playa, otra en el campo y luego
en la montaña, abre las puertas a nuevas aventuras, y hará
que correr siempre sea una actividad diferente y especial.

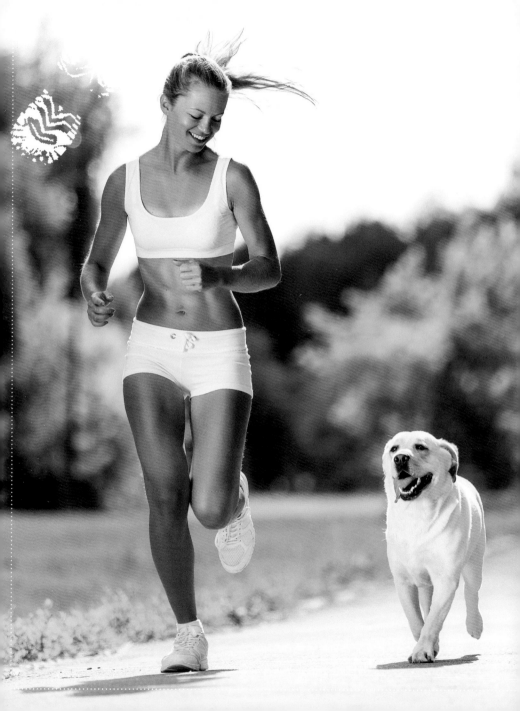

Los beneficios de salir a correr con mi perro

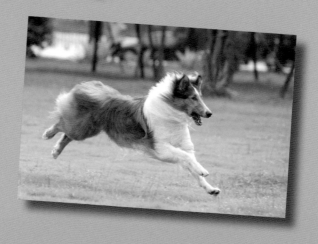

Tú y tu perro formáis un buen equipo: ¡a correr!

A veces nos quejamos de que nuestros amigos y amigas no nos acompañan en nuestras aficiones deportivas... y eso es porque no se lo pedimos al amigo adecuado. ¡Seguro que tu perro está encantado de correr contigo!, ¿te animas?
Si os gusta el deporte y sois uña y carne con vuestro perro. Quizás tenéis el perfil idóneo para practicar canicross (ver p. 67). Algunos llegan a él de forma informal, o bien a partir de otras prácticas deportivas, desde las carreras de montaña, el agility (ver p. 74) o incluso el atletismo, pero otros quizá hacíais deportes tan diferentes como el baloncesto o el ballet.

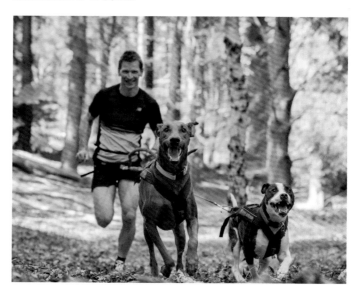

Correr con tu perro sin otras pretensiones es magnífico, pero como práctica deportiva, el canicross ayuda a «hacer equipo». Es un paso más al simple hecho de correr con él. Cualquier perro en buena forma de entre 1 y 10 años (con la aprobación del veterinario) puede hacerlo. Le podemos enseñar que el arnés es algo chulo, en combinación con algún juego (y con algún premio suculento). Y... ia correr!

De otoño a primavera

Es posible salir a correr mientras las temperaturas no sean excesivamente altas y respetemos el estado de forma y las características del perro. Por ejemplo, los perros "chatos" como los bóxer o bulldog, debido a su anatomía, tienen dificultades a la hora de respirar, por lo que tendrán más problemas para hacer deporte.

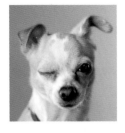

El perro se da cuenta enseguida si le estàs prestando atención o no. Correr juntos es un excelente recurso para hacer algo juntos.

Una vez que tu perro tenga un año y tengas el permiso del veterinario y el material adecuado, podéis empezar a correr juntos, de forma muy progresiva y siempre como un juego. No existe una fórmula para motivar a tu perro a correr contigo. Es fruto de bastante trabajo y constancia. Puedes empezar por llevarle de paseo con el arnés puesto para que lo conozca, pasar a tirarle una pelota, por ejemplo, etc. Todo esto, muy poco a poco y de forma natural.

Ten mucha precaución con las temperaturas altas, el tipo de terreno por el que corréis y los tiempos de digestión, tanto de comida como de bebida.

Como nos pasa a nosotros, los perros pueden tener días buenos o malos, y a veces una mirada lo dice todo. No obstante, vigila posibles cojeras, jadeos excesivos o si te busca con la mirada: son señales de que algo no va bien y es mejor deteneros de inmediato. Y recuerda que los perros deben correr con frío, y mejor a primera y última hora del día. ¡Atención a la temperatura!

Existe cierta polémica sobre el tiempo que podéis correr juntos. Recordad que cada perro es diferente, pero de todas formas podéis ir incrementando de forma progresiva, respetar los descansos y llevar una buena alimentación, así tendremos un compañero sano y motivado.

Al final del verano podemos comenzar a introducir un poco de carrera, sueltos y con arnés, siguiendo con la natación.

Alimentación e hidratación

Según la forma de correr que elijas, vale la pena recordar que, como todo deportista, tu perro necesita unos aportes alimenticios acordes con su actividad. Es muy importante respetar sus tiempos de digestión, porque de lo contrario se podría desencadenar una peligrosísima torsión de estómago. Si participáis en competiciones, nunca se le debe dar de comer ni beber inmediatamente antes ni inmediatamente después de una competición. Los tiempos son diferentes si le damos pienso (digestión más lenta) que si le damos comida natural (digestión más rápida). En esto también cada raza de perro es distinta. ¡Consulta con el veterinario!

Recuerda que...

· Los perros disfrutan corriendo y se acostumbran muy rápido a las rutinas de carrera.

· Nos hacen sentirnos motivados y acompañados, además de aportarnos mayor seguridad cuando corremos por zonas poco transitadas.

· Una vez que se acostumbra a la carrera, el perro nos pedirá salir a correr todos los días.

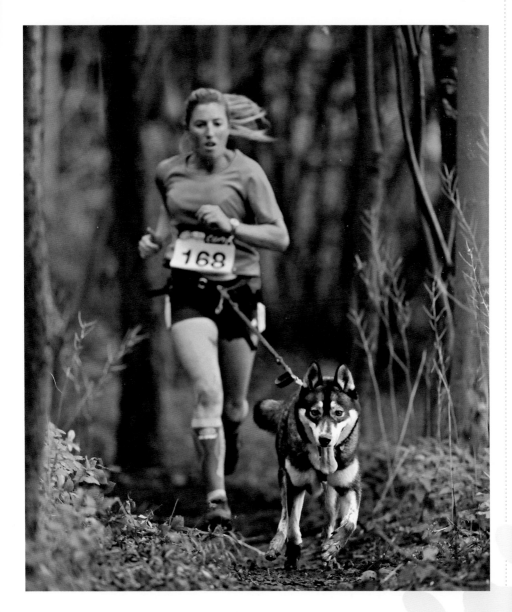

Enseñar a mi perro a correr conmigo

Si tenemos un perro y podemos hacer ejercicio con él, enseguida veremos que será muy positivo para los dos, y además de todo lo comentado, podréis también evitar los peligros de la obesidad. Evitar el sedentarismo en nuestro perro, y en nosotros mismos, es una de las bases para disfrutar de buena salud.

La edad del perro

A la hora del ejercicio, valorar la edad de un perro es fundamental. Se recomienda esperar hasta los 9-12 meses antes de empezar a correr con él. Hasta este momento, podemos comprar lo necesario e ir enseñándole señales acerca de como debe pararse, girar, caminar con el arnés o

Siempre dispuesto para jugar y correr contigo.

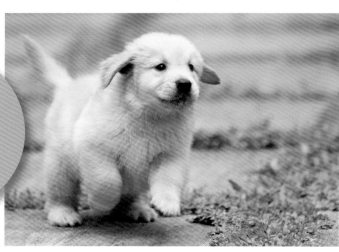

que, al nosotros ir corriendo detrás de ellos, no se asusten ni se detengan, ya que es uno de los problemas más comunes que se pueden presentar.

Es recomendable acostumbrar al cachorro desde pequeño a caminar correctamente sin tirar. De no ser así, nuestro tiempo de ejercicio puede convertirse en algo incómodo, pero siempre podemos reeducarlo para enseñarle a caminar al lado.

La raza también será importante. A todos los perros les gusta correr, pero las razas pequeñas y las de hocico chato (braquicéfalos), pueden tener más problemas con la respiración y el esfuerzo.

En general los perros grandes: de caza, pastores, terrier, nórdicos, galgos y podencos son ideales para correr a nuestro lado. En cambio los perros pequeños, al tener patas muy cortas, no pueden sostener un ritmo de carrera intenso o muy prolongado.

No haremos ejercicio con perros de tipo molosoide, como ocurre con algunos de los perros del grupo II de la FCI (Fédération Cynologique Internationale). En caso de duda sobre tu perro y su predisposición o no para el ejercicio, consulta con tu veterinario.

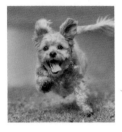

¡Siempre hay un momento para que todos podamos correr un poco!

El material necesario

Aunque en general la mayoría ya sabéis qué material emplear, lo cierto es que muchas personas nunca acaban de saber si utilizar correa o arnés en sus paseos, y mucho menos a la hora de hacer ejercicio. En el mercado nos ofrecen muchas variantes que, en ocasiones, pueden confundirnos.

Hay que evitar el collar, especialmente en perros muy nerviosos que al salir a correr se excitan más de lo debido. Aún así, y aunque tu perro no tire, es recomendable elegir un arnés, siempre adecuado a su tamaño, para evitar que se ahoguen durante la marcha.

Para una mayor comodidad recomendamos elegir un equipo de canicross, que posee un cinturón con un gancho para nosotros, una correa elástica y un arnés muy cómodo para nuestro compañero.

¿Es conveniente usar arnés?

Aunque hay personas que salen a correr con su perro del mismo modo que lo sacan a pasear, es decir, con una correa de cuello o incluso sueltos, se considera que lo más adecuado por la seguridad y el bienestar del animal es hacerlo con un arnés puesto y sujeta a tu cintura con una cinta. Si os compenetráis bien incluso podéis llegar a participar en una competición de canicross. Así que lo primero que debes hacer es comprar un arnés adaptado al tamaño de tu perro.

• En la misma tienda, mejor una especializada en productos para las mascotas, hazte con la cinta que enganchará el arnés de tu perro a tu cuerpo.

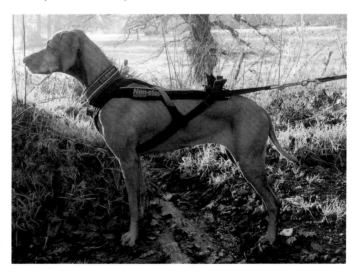

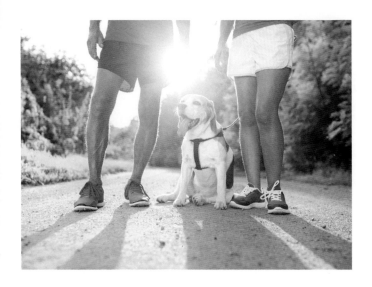

Conviene prestar atención al suelo donde váis a correr, para no perjudicar sus almohadillas.

• Para correr con él tendrás que llevar puesto un cinturón, donde se enganchará la cinta de conexión. Para tu comodidad compra un cinturón ancho, de modo que sea mayor la superficie que reciba el impacto de los inevitables tirones que tu perro te dará cuando comencéis a correr juntos. Mejor aún si te haces con un cinturón que, además, sea acolchado.

Enseñarle a correr

Al igual que con los humanos, no podemos esperar que nuestro perro corra un kilómetro el primer día de entrenamiento. Puedes seguir este paso a paso:

1 Si tu perro nunca antes ha llevado un arnés puedes acostumbrarle en casa y en los paseos previos. No necesitarás mucho, simplemente reforzarlo positivamente cuando lo lleve, especialmente si ves que está nervioso o inquieto. Con unas palabras amables o una golosina bastará.

2 Antes de empezar a correr dejaremos que nuestro perro haga sus necesidades. Ofrécele una vuelta de entre 10 y 15 minutos y asegúrate que queda satisfecho.

3 Sitúate en un lugar tranquilo, en el que haya pocos estímulos. Un sendero de montaña puede convertirse en el mejor lugar para empezar.

4 Empieza a correr a un ritmo lento o adecuado para nuestro perro. Que él imponga el ritmo al principio es fundamental, debemos ser capaces de identificar hasta dónde puede llegar.

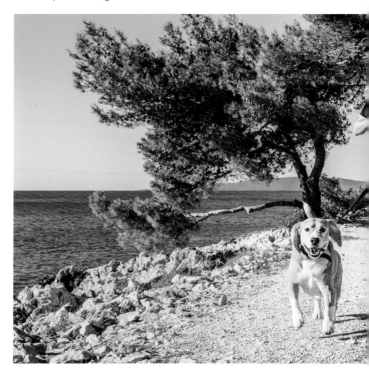

5 Los primeros días será suficiente con algunos minutos. Ya irá tomando fuerzas y ganando musculatura para acompañarnos durante toda una carrera.

6 Cada día aumenta un poco más el tiempo de ejercicio, por ejemplo, 5 minutos el primer día, 10 el tercero y 15 el sexto. En una primera etapa, hasta 20 minutos al día sería lo normal.

7 Haremos pequeñas paradas para que descanse, aprovechando para felicitarlo y ofrecerle pequeñas cantidades de agua. No en exceso, ya que puede

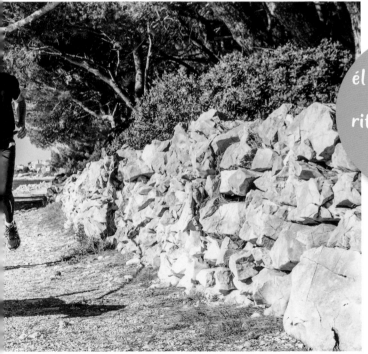

Al correr él delante de ti, marcarà el ritmo. ¡A veces te costarà seguirle!

provocarle problemas de estómago. Podemos llevar con nosotros esos bebederos plegables o de silicona que no pesan; así nunca le faltará hidratación a nuestro compañero.

8 Cuando veas a tu perro cansado será hora de terminar. Recuerda que no debemos abusar de su capacidad física, especialmente en verano, ya que puede sufrir un golpe de calor con suma facilidad.

9 Siempre que termines felicítalo. Y deja un tiempo de descanso antes de empezar con otra actividad o de ofrecerle comida.

10 Recuerda las visitas veterinarias regulares; mejor cada 6 meses, para descartar problemas en las almohadillas o en los músculos.

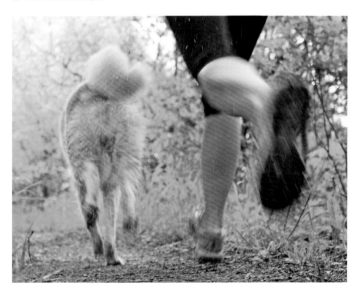

Algunos consejos

• **Chequeo.** Es importante hacer un chequeo en el veterinario para comprobar que nuestro perro se encuentra en condiciones óptimas de salud para a correr sin problemas.

• **Arnés.** Como hemos dicho, no sirve la correa de salir a pasear, conviene adquirir una correa especial que se sujeta a nuestro cuerpo mediante mosquetones a un cinturón lumbar, preferiblemente acolchado. También podemos utilizar un arnés de canicross para el perro.

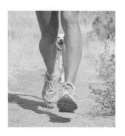

Insistimos:
¡el perro no debe correr
nunca detrás de ti!

• **Comenzar gradualmente.** Deberemos ir adaptando al perro poco a poco a nuestra rutina, sin sobreesfuerzos. Sobre todo si nosotros ya estamos habituados a correr.

• **Poco a poco.** Los primeros días deberemos ser pacientes y prudentes, pues el perro querrá ir hacia todas partes y se despistará fácilmente. Sin embargo, a medida que pase el tiempo, nuestro amigo se sincronizará cada vez más con nuestro paso.

• **Entente.** Llegará un momento en que el perro capte rápidamente nuestras intenciones; cuándo girar, aumentar o reducir el trote, cambiar de intensidad, o dirección, etc.

• **Animarle.** Es importante motivarle y animarle («ánimo Tom!») mientras corremos, especialmente cuando notemos que su ánimo decae. y también acostumbrarle a nuestras consignas: «gira», «corre», «para», «despacio» o «suave».

• **Cuando corremos.** El perro deberá correr siempre por delante de nosotros. Incluso cuando la correa se destense, y nuestro amigo pierda fuelle, no deberemos rebasarle.

• Es preferible reducir nuestra velocidad, pero nunca tirar del perro.

• Hemos de adaptarnos a su ritmo, lo que no quita para que logremos que cada vez sea más óptimo, pero siempre de forma natural y progresiva.

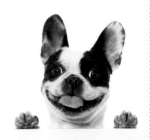

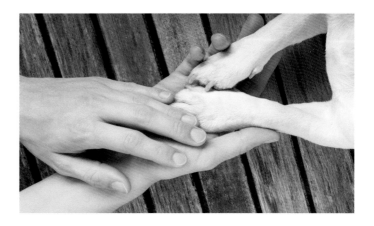

• Evitaremos correr por asfalto en la medida de lo posible. No es bueno para las almohadillas del perro. Mejor utilizar sendas o espacios naturales.

• **El calor.** Cuidado con las altas temperaturas. No conviene salir a correr con más de 20 grados o con un sol en fase alta. Es preferible a primera hora de la mañana o a última de la tarde. Nuestro amigo no tiene el mismo sistema glandular que nosotros para refrigerarse y, en según qué condiciones, la carrera intensa puede causarle un golpe de calor.

• **Beber.** Le daremos agua a nuestro perro de vez en cuando, sin dejar que beba mucha de golpe. Es peligroso que se le hinche el vientre, pues los perros tragan algo de aire con el jadeo y si a eso le sumamos una gran cantidad de líquido, la hinchazón puede provocarle un grave shock.

Después de correr con mi perro...

• Hay que lavarle las almohadillas con jabón y un paño tibio. Aunque durante la carrera sufran un desgaste extra, poco a poco se le irán endureciendo. En caso de correr por nieve helada o terreno pedregoso, necesitaremos ponerle botines de caucho.

• Al principio se deben intercacalar días de descanso entre carrera y carrera; al menos durante el período de adaptación. Una correcta recuperación es muy importante para que no sufra lesiones.

• Llevaremos nuestras bolsitas de excrementos, al igual que cuando lo sacamos de paseo. No vayamos a creer que, porque el perro salga a correr con nosotros, ya no será necesario cumplir con sus rutinas de paseo diarias.

Recuerda que correr con tu perro es una de las experiencias más satisfactorias que puedas encontrar. Tu bienestar mejora por el mero hecho de practicar ejercicio e incrementar la generación de endorfinas de forma natural, pero el hacerlo con un compañero que mostrará su alegría sin reparos hará que las carreras sean muy motivadoras.

Aunque al principio cueste un poco la adaptación de los diferentes ritmos de cada uno a la hora de correr, vale la pena. Ante todo recuerda que tendrás que asumir tu responsabilidad como único animal racional de la pareja.

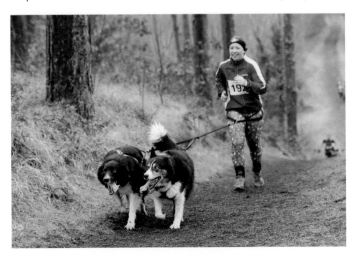

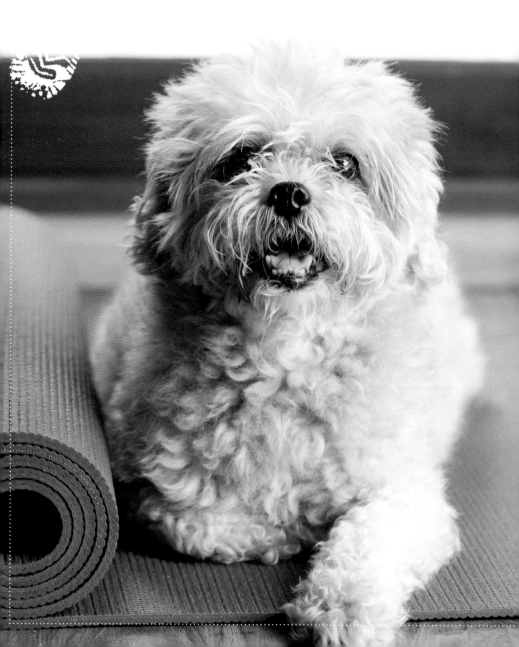

Mi perro en el gimnasio

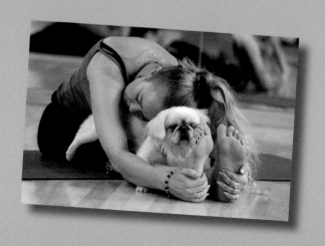

Fitness para perros

En Sant Cugat del Vallès (Barcelona) acaba de abrir el primer gimnasio para perros de Europa (hasta ahora los hay, en Méjico, Colombia y EEUU). Es el Pancho's Gym, un local con pequeñas cintas de correr en donde los animales pueden ejercitarse y quemar la energía acumulada. Como centro deportivo está destinado exclusivamente para perros y, según sus impulsores, este 'coaching canino' nace con la voluntad de ser un complemento a los paseos que los propietarios de estos animales hacen junto a sus mascotas.

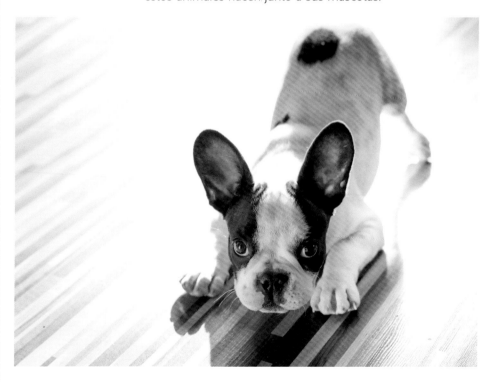

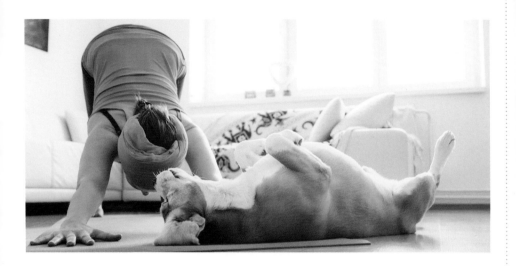

Su impulsor señala que en entornos urbanos los perros «no tienen espacio para correr todo lo que necesitan» y que en sus instalaciones los animales podrán quemar toda la energía que no gastan en los paseos habituales por la Ciudad.

El gimnasio ofrece sesiones adaptadas a cada animal que complementan con servicios como peluquería y fisioterapia. Des del centro aseguran que con dos sesiones de 15 minutos a la semana es suficiente para mejorar la salud de los perros. Por otra parte podéis encontrar también el Clicker Gym! en la UCM (Universidad Complutense de Madrid) El gimnasio forma parte del Centro de Medicina de Comportamiento Animal UCM, que en España es el centro de referencia para animales con problemas de comportamiento en España. Se trata de un gimnasio low-cost, dentro de un Centro de investigación, prevención y tratamiento de problemas de comportamiento, erradicación del abandono y el maltrato animal.

Como decimos, la idea es que, sin sustituir sus paseos, el perro haga un poco más del ejercicio que, por falta de tiempo, no podamos darle.

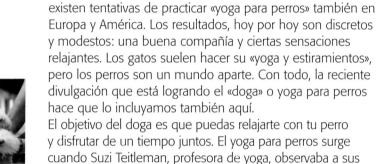

¿Un poco de yoga con mi perro?

«Doga», o yoga para perros

Además de los socios de un centro de yoga de Hong-Kong, seguro que muchos seguidores o practicantes de hatha yoga habréis intentado practicarlo con vuestra mascota, e incluso existen tentativas de practicar «yoga para perros» también en Europa y América. Los resultados, hoy por hoy son discretos y modestos: una buena compañía y ciertas sensaciones relajantes. Los gatos suelen hacer su «yoga y estiramientos», pero los perros son un mundo aparte. Con todo, la reciente divulgación que está logrando el «doga» o yoga para perros hace que lo incluyamos también aquí.

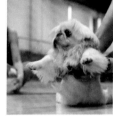

El objetivo del doga es que puedas relajarte con tu perro y disfrutar de un tiempo juntos. El yoga para perros surge cuando Suzi Teitleman, profesora de yoga, observaba a sus mascotas imitándola durante sus ejercicios diarios. Descubrió que ellos se beneficiaban tanto como ella y decidió crear el Yoga Doggie Style. Normalmente se siguen estos cuatro pasos:

1 **Masaje para perros y estiramientos suaves.** Existen muchas técnicas de masaje para perros. Me he basado en una de ellas, denominada Telling Touch. Esta técnica no conlleva conocimientos exhaustivos de la posición de los músculos, lo que hace que sea muy fácil de aplicar y no exista riesgo de hacer daño al perro. En esta parte el objetivo es que perro y persona se conecten y relajen. Hacemos un masaje relajante no de fisioterapia canina.

2 **Posturas inspiradas en el yoga.** En esta parte realizamos posturas inspiradas en el yoga, en algunas el protagonista es el perro y en otras la persona. El objetivo es progresivamente que perro y persona compartan esta disciplina.

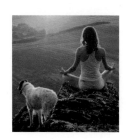

3 **Estiramientos para perros.** Pocas personas tienen en cuenta esta parte cuando realizan actividades físicas. Y es realmente importante estirar los músculos de nuestros perros. Ya que, ellos también sufren lesiones, contracturas y agujetas!. En las sesiones de doga incluiremos estiramientos básicos para que nuestro perro luego no sienta ninguna molestia. Y así también las personas que asisten aprendan y sepan la importancia de hacerlo.

4 **Relajación total.** Esta suele ser la parte favorita de los asistentes. En ella el único objetivo es estirarse junto a tu perro, escuchar la música, cerrar los ojos y acariciar a tu perro. Aquí sí que se puede observar como se relajan los perros. Practicar sesiones de yoga para perros es beneficioso para ti y para tu mascota ya que fomenta la relajación, el bienestar y el contacto físico. Es una práctica muy recomendable porque disminuye algunos síntomas: hipersensibilidad, depresión, ansiedad, estrés, fobias, hiperactividad…

Crear tu propia rutina de doga

Aunque podrás encontrar ideas muy variadas para practicar yoga con/para perros, lo cierto es que debes encontrar la que mejor se adapte a ti. Empieza por posturas sencillas que incluyan tímidamente a tu can para que éste las acepte y luego podrás seguir tu rutina con otras más complejas que le beneficiarán enormemente.

No siempre es posible pero en ocasiones encontramos perros a los que les encanta imitar nuestras posturas. Dependerá del perro ¡y de su interés por el yoga!

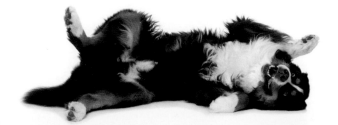

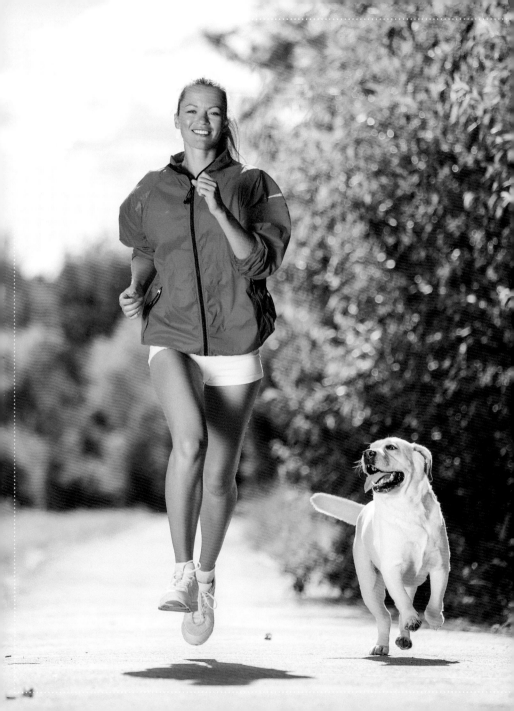

¡Muévete!

Deportes con mi perro

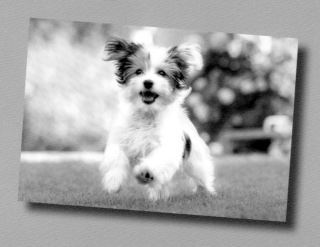

¡Muévete!

Deportes con mi perro

Existen numerosos deportes que puedes practicar junto a tu mascota y potenciar así vuestro vínculo. Con la llegada del buen tiempo, es habitual que se quiera pasar más tiempo con él, ya sea dando paseos más largos, haciendo salidas al campo o practicando deporte con ellos.

Los perros son felices si realizan actividades al lado de su dueño. Y, además, el ejercicio en su justa medida es beneficioso, tanto para ellos como para sus humanos.

Así que, ¿por qué no encontrar un deporte con el que ambos puedan disfrutar juntos?

Vamos primero a ver de forma resumida algunos de los deportes más populares para perros y humanos, desde el canicross al agility. Seguro que alguno se ajusta a vuestras necesidades.

Canicross

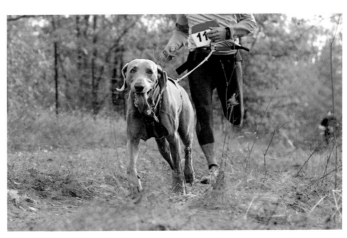

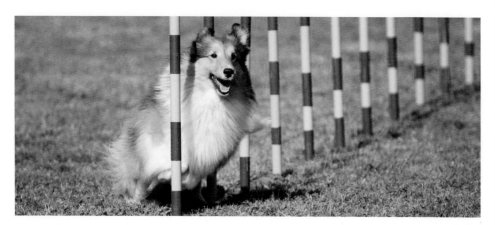

Agility

1. Canicross

El canicross ya es muy familiar en todo el mundo occidental, y también en España. Consiste en correr junto al perro, mediante un sistema de arneses para él y de cinturón para su propietario que a su vez van unidos por una correa especial con amortiguación. El can debe ir en cabeza por delante del humano, tirando así de él, y nunca al revés.

La mayoría de perros disfrutarán de este deporte, mientras no se les fuerce a correr más de lo que en realidad quieren o pueden. Lo ideal es practicarlo con perros grandes, siempre con buena salud.

Conviene empezar poco a poco y sobre todo ser muy cuidadosos al elegir la zona en la que se correrá. Hay que tener mucho cuidado con las cuestas empinadas y evitar que el perro se dañe las patas, articulaciones o almohadillas. Huid también de las zonas de hielo o de las asfaltadas cuando estén expuestas sol directo.

2. Agility

El agility es otro deporte que podemos practicar con nuestro perro y disfrutar de un buen rato. Hay distintos niveles, por lo que así es más fácil encontrar el que mejor se adapte al animal, tanto si es por tamaño o dificultad.

Consiste en un circuito de obstáculos que el perro debe superar con éxito lo más rápido posible, guiado únicamente por la voz o señales de su dueño y cometiendo el menor número de fallos. Está compuesto por valla, balancín, neumáticos, empalizada, mesa, slalom, túnel rígido, túnel flexible y/o túnel ciego, caballetes, pasarela y algunos elementos más.

Practicar agility puede ser muy divertido, pero hay que asegurarse siempre de que se acude a un centro cuyos obstáculos son homologados y aptos para practicarlo, ya que si no, es bastante fácil que el perro pueda lesionarse.

Existe mucha información sobre agility, que además tiene unas normas muy completas. Por eso, antes de practicarlo, vale la pena echar un vistazo a los vídeos y al reglamento de competición.

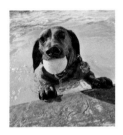

Más allà del juego, el perro conserva el instinto de recoger un objeto y traérselo a su dueño.

3. Discdog, disco con el perro

El discdog consiste en lanzar un disco volador o frisbee para que él lo coja antes de que toque el suelo. A medida que

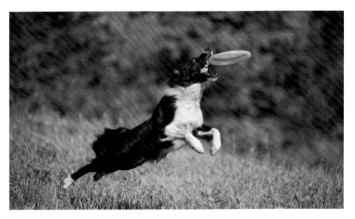

se avanza en su aprendizaje, se incorporan mayor número de frisbees, lanzamientos desde distintos ángulos, saltos por encima del guía, etc.

El discdog puede realizarlo casi cualquier perro que tenga interés y es una buena vía para canalizar la hiperactividad de muchos de ellos. Este deporte les mantiene ocupados, ¡y mucho mejor si es jugando con sus humanos!

4. Deportes de obediencia con perros: rally-o

El Rally Obedience (o rally-o) es un deporte basado en la obediencia. Consta de tres niveles:

• **Novel.** El perro realiza los ejercicios con la correa para comprobar que entiende comandos básicos como «sienta», «quieto», «tumba», «ven», «gira», etc.

• **Avanzado.** Se programan una serie de ejercicios que incluyen un salto. En este nivel, el perro va sin correa.

• **Excelente.** El nivel más difícil también incorpora al menos un salto y requiere de mayor precisión en la coordinación entre el animal y su guía.

Este deporte también pueden realizarlo perros de avanzada edad, al igual que el mantrailing (ver pág. siguiente).

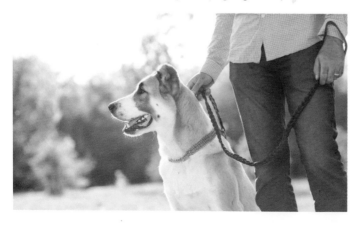

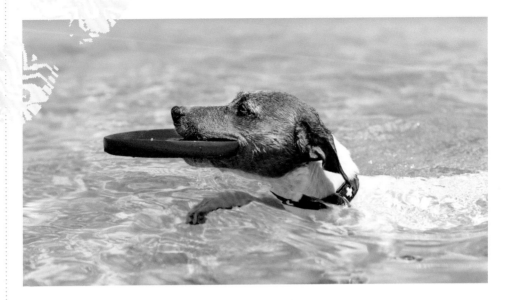

5. Dock jumping

Poco a poco se va incorporando en nuestro país el «dock jumping» (o «dock diving»), este nuevo y divertido deporte de origen británico. En este deporte de agua el can tiene que saltar para recoger un juguete que su guía lanza al agua. Dentro del dock jumping, existen dos categorías:

• **Ultimate Air Jumping** (salto de distancia): ganará el perro que dé el salto de mayor distancia.

• **Ultimate Vertical** (salto vertical): se coloca un juguete de manera vertical, a varios metros del agua. Ganará el can que mayor salto vertical consiga para alcanzar la presa.

6. Mantrailing

El mantrailing es la modalidad de búsqueda de personas con perros a través de su olfato. En él el perro puede discriminar distintos olores y buscar a una persona concreta siguiendo su rastro tras oler una de sus prendas.

Este deporte es apto para casi cualquier tipo de perro, aunque la mayoría de los braquicéfalos (de morro chato) apenas tienen olfato, con lo que no serán muy buenos en esta tarea, ya que no es habitual que sigan rastros.

Sea cual sea el deporte que se elija practicar junto al can, es conveniente recordar que estas sugerencias propuestas requieren de un binomio humano-perro en el que deberá existir un vínculo especial. Para reforzarlo, hay que trabajar siempre en positivo con el animal.

Puesto que se trata de que tanto el can como su propietario se diviertan, si la actividad que se ha elegido no divierte al perro, o incluso si le estresa o le crea frustración, se debería buscar otra actividad.

Otros deportes

Podemos practicar con nuestro perro muchos otros deportes, siempre con las adaptaciones y precauciones correspondientes. Aquí os recordamos algunos:

• **Natación.** El buen tiempo a veces nos invita a nadar con nuestro perro en el mar, la playa o un lago. Es un ejercicio completo y que no tiene consecuencias negativas para sus articulaciones. Y si lo acompañamos de su pelota favorita, ¡lo disfrutará en grande!

• **Kayak.** También podemos llevar a nuestro amigo a dar una vuelta en un kayak. Las razas más pequeñas pueden encaramarse en la zona delantera, mientras que los perros más grandes podrían sentirse más seguros cerca de nuestros pies. Enseñarle a entrar y salir del kayak en tierra en primer lugar y luego practicar en aguas poco profundas es una rutina que podemos tener en cuenta para acostumbrarlo poco a poco. Sus primeras salidas han de ser relajadas y divertidas, y siempre premiadas con una golosina.

• **Bikejoring.** ¿Te gusta la bicicleta? Entonces el bikejoring puede ser vuestro deporte, pero antes has de tener en

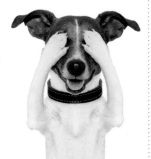

[«Ahora se le ha metido en la cabeza que salgamos a patinar. ¡No quiero ni verlo!»]

cuenta que se trata de una modalidad de 'mushing' (se puede practicar también con dos perros). El bikejoring es interesante para perros con toneladas de energía a quienes les guste correr. Y es otra estupenda manera de que nuestro perro y nosotros nos ejercitemos y lo pasemos bien en bicicleta.

Se necesitará una bicicleta de montaña o patín, un arnés especial (un arnés de paseo no sirve) y un tiro con amortiguador que se enganche al vehículo. Normalmente se pone una antena para evitar que el tiro se enganche con la rueda delantera.

Antes de practicarlo deberemos escoger las pistas por las que vamos a correr. Deben ser más bien anchas, con poco desnivel y poco pedregoses, pero tampoco las asfaltadas.

• **Patinaje.** Esta es otra gran manera de quemar el exceso de energía, siempre y cuando seamos expertos patinadores. Nuestro perro puede correr a nuestro lado, o bien delante, sujeto a un cinturón de canicross. Para disfrutar de la experiencia de forma segura y divertida conviene patinar en una zona sin tráfico de vehículos, como un parque o paseo marítimo,

• **Fitness canino.** Existen clases de acondicionamiento físico diseñado para perros. En una clase típica, encontraremos diferentes niveles de intensidad de ejercicios de obediencia, equilibrio y cardio. Pelotas, tubos «cacahuete», aros «donut»,

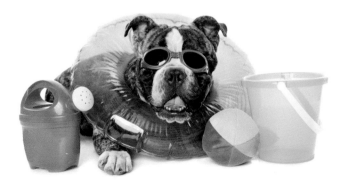

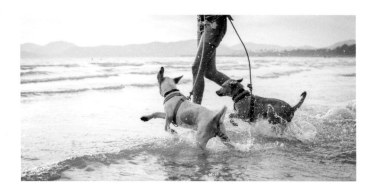

rampas, camas elásticas, empalizadas y escaleras pueden formar parte de un circuito deportivo. ¿Y por qué no una cinta de correr o cinta subacuática para entrenar a los atletas? ¡Nosotros podemos acompañarlo y hacer ejercicio también!

• **Skijoring.** Disfruta de la nieve, el esquí y el deporte con tu perro. En climas fríos o invernales, Con el invierno llegan también las primeras envadas, y esto nos da la oportunidad de practicar deportes con nuestro perro. Uno de ellos es el skijoring, una combinación entre el mushing y el esquí de fondo.

Para practicar skijoring, el perro debe estar equipado con un arnés similar al que usan los perros que tiran de un trineo. Al arnés se une una cuerda o guía, que se engancha a su vez al esquiador por un cinturón especial, o se ata alrededor de su cintura. Y, junto a nuestro cinturón, necesitaremos el equipo básico de esquí de fondo y unos booties de neopreno para sus almohadillas.

No hace falta ser un experto esquiador para practicar el skijoring, ni nuestro perro de una raza nórdica determinada, ni siquiera tiene que ser un perro especialmente grande, porque se le proporciona parte de la potencia que necesita mediante nuestra ayuda con los bastones. Pero mejor si el perro es de de talla media, atlético y adaptado a las largas distancias.

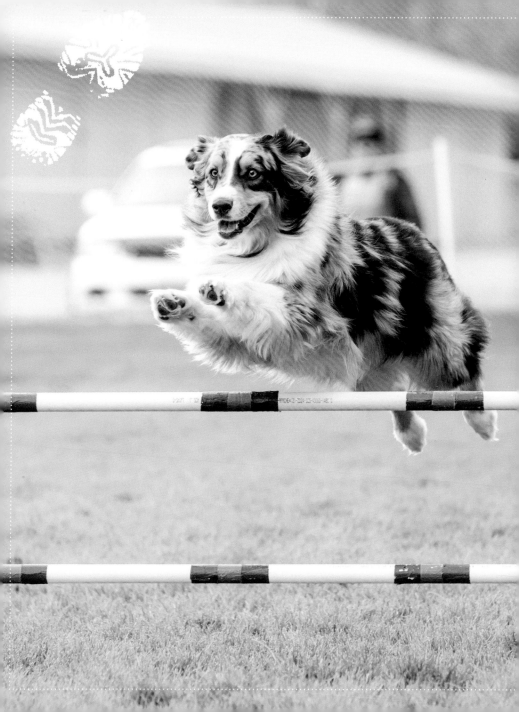

Superar obstáculos:

Agility para mi perro

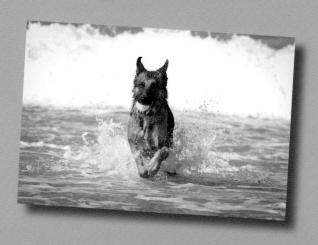

Superar obstáculos:
Agility para mi perro

Agility es un deporte para perros y personas que consiste en guiar al perro para que recorra un circuito lleno de obstáculos, en el menor tiempo posible, con la mayor precisión y con el mínimo número de errores o faltas.

Esta modalidad deportiva abre la puerta a guías que quieren desarrollar las capacidades de su perro y a la vez reforzar su vinculo de unión, practicando deporte y mucha diversión.

Se inició en 1977, cuando John Warley se propuso crear una actividad de entretenimiento diferente para el gran publico que acudía a ver las exposiciones caninas en Inglaterra. Se dijo: «si lo hacen los caballos, ¿por qué no los perros?» y partió de aquellas famosas competiciones de hípica (sin obstáculos de contacto): una de las pruebas del agility se llama precisamente «jumping».

Un año después se ponía en marcha en el *Crufts Dogs Show* en Londres. Desde entonces hasta hoy no paran de crecer los seguidores de este prodigioso deporte.

En una competición de agility, lo que hará básicamente tu perro es un recorrido con obstáculos sin penalizaciones y en el menor tiempo posible. Además, no sólo se valora la rapidez, sino la correcta ejecución de los ejercicios.

Los obstáculos homologados por la FCI (Federación Cinológica Internacional) son:

• vallas de salto • balancín • túnel flexible • muro o viaducto
• empalizada • rueda • mesa • slalom • salto de longitud
• pasarela • túnel rígido.

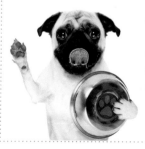

Señales

Nuestro perro tendrá que comprender las señales verbales, sonoras y gestuales de su guía humano a la perfección para poder seguir sus indicaciones y sortear los obstáculos con la máxima agilidad posible.

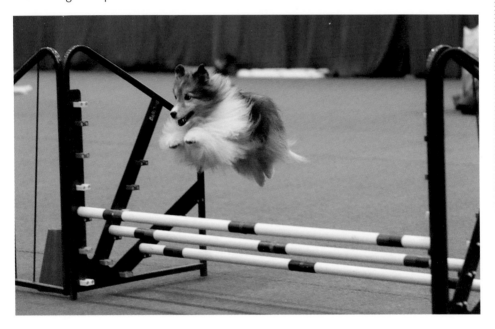

Los circuitos son lo suficientemente complicados para que el perro no pueda terminarlos correctamente sin dirección humana. Durante la pista, el guía tiene que decidir las estrategias a seguir para dirigir al perro a través del recorrido, combinando velocidad y precisión, porque ambas son igualmente importantes.

Los recorridos de Agility para perros se organizan en pistas oficiales que tienen que tener unas dimensiones mínimas de 30x40 metros. Y cada recorrido tiene una longitud de entre

Los entrenamientos de Agility se harán siempre en circuitos con recorridos a su alcance.

100 y 200 metros. Según la categoría en la que se compita, los recorridos tendrán 15 y 22 obstáculos, de los cuales un mínimo de 7 son vallas.

Las pruebas

Las distintas mangas de las pruebas se realizan en recorridos siempre nuevos para el perro, ya que solamente tiene acceso a la pista el guía antes de la competición, para memorizar el recorrido.

Cada pista se realizará en el tiempo establecido por el juez (TRS: tiempo standard de recorrido). Se busca conseguir que guía y perro demuestren su destreza para afrontar distintas situaciones con la mayor habilidad posible.

Para la ejecución de cada pista, el guía va indicando al perro mediante su voz y sus gestos, el orden correcto de afrontar cada obstáculo.

Un juez revisa que cada pista se realice en el tiempo establecido y valora las faltas o errores del guía o del perro. No está permitido llevar nada en las manos ni tocar los obstáculos o al perro.

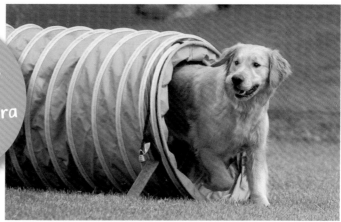

Agility: una forma de jugar y un ejercicio para mi perro.

Dentro del Agility para perros existen tres categorías:
• **S "Mini" (Pequeña):** Para perros con menos de 35 cm de altura a la cruz.
• **M "Midi" (Mediana):** Para perros de 35 cm o más, e inferiores a 43 cm.
• **L "Standard" (Grande):** Para perros con 43 cm o más de altura a la cruz.
El perro no puede llevar ningún tipo de collar durante la prueba, para evitar cualquier percance al superar los obstáculos. Los perros siguen un control veterinario antes de las competiciones, verificándose los certificados de vacunación antirrábica, entre otras formalidades.

Como un entretenimiento para jugar con nuestro perro

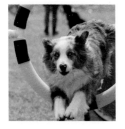

Muchos perros pueden jugar con la mayoría de obstáculos de Agility.

Fuera de las competiciones regladas de agility, cada vez más propietarios practican este deporte con sus perros como forma de entretenimiento. En realidad, los expertos en comportamiento y educación canina lo recomiendan muchas veces como fórmula para mejorar el adiestramiento del perro y como vía para incrementar la buena relación y el vínculo afectivo entre perro y propietario.

Para los perros que muestran conductas motivadas por la ansiedad, la práctica del Agility, guiada por un buen profesional, puede ser muy beneficiosa para reducir su nivel de estrés. Con todo, hay que tener cuidado porque esta práctica, si no está bien conducida, puede también llegar a promover comportamientos ansiosos en el perro.

La elección de un centro canino con monitores que trabajen en adiestramiento y educación en positivo, con buena formación especializada en educación canina y experiencia, serán la clave para fomentar el desarrollo de patrones de conducta relacionados con la salud y el bienestar, tanto con los guías humanos como con los perros.

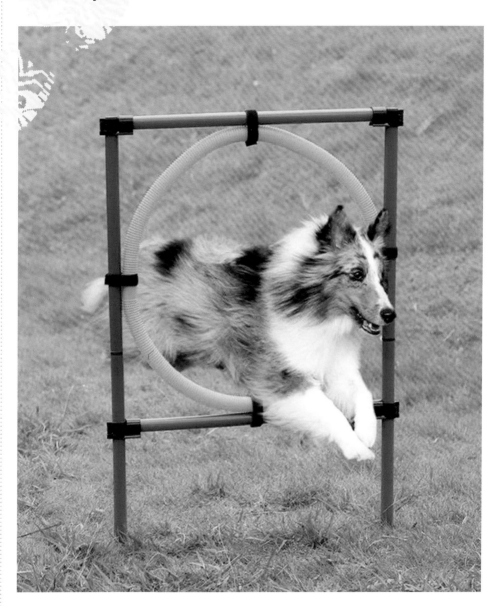

Agility con mi perro

10 Consejos básicos

Como vemos, cada día más gente hace deporte con su perro. Con Agility el perro tiene que hacer un circuito con obstáculos como vallas, túneles, empalizada, balancín y slalom entre otros, dirigido por su guía, de la manera más limpia y exacta posible (y, a menudo, compitiendo contra reloj).

Lo maravilloso de este deporte es el vínculo que se forma con nuestro compañero, el trabajo día tras día, y cómo la comunicación es capaz de fluir entre guía y perro en apenas un minuto, dando ambos el máximo en la pista.
Pero si uno no quiere competir, no es necesario... lo mejor del agility son los entrenamientos, descubrir lo que puedes llegar a hacer con tu compañero y darte cuenta de que hasta dónde nos podemos comunicar y disfrutar juntos.
Veamos estos consejos básicos para que la práctica de Agility sea segura y exenta de sustos, tanto para ti como para tu compañero. Ante todo, y eso es importante, nuestra mascota no ha de padecer lesiones o limitaciones físicas.

1 Ve siempre a un club de Agility donde los monitores sean educadores caninos con formación de prestigio. Que usen material adecuado, nunca aversivo ni de castigo.

2 Nunca se hace con collar ni correa (a ser posible sin nada, ni antiparasitario, durante entrenamientos y competiciones).

3 Cuidado con los perros de hasta 18 meses (es cuando se completa el desarrollo del hueso y las líneas de crecimiento están correctamente unidas). No pueden hacer

giros bruscos, saltos, ni ejercicios con impacto. Hay muchas cosas divertidas que tendremos que hacer antes, y que sí puede hacer tu cachorro.

4 Recuerda que dependiendo del tamaño, el perro salta una altura u otra.

5 Es mejor no usar parques caninos con agility. Suelen carecer de materiales adecuados para el perro y llegan a ser peligrosos (obstáculos fijos, terreno en mal estado, etc.)

6 Si puntualmente haces algo por tu cuenta, que sea sobre superficie antideslizante y que amortigüe el impacto, como tierra, césped, arena, etc.

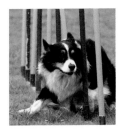

Competiciones aparte, no hay que forzar al perro con obstáculos exagerados para él.

7 Usa la motivación como hilo conductor… para que tu perro tenga cada vez más ganas de practicar agility. Entonces la diversión está asegurada.

8 Si algo no le sale bien, no insistas… pónselo más fácil y verás cómo, con un par de veces más, o en la siguiente sesión ¡os sale!

9 Durante el aprendizaje no se hacen pistas completas. Se aprende obstáculo por obstáculo, y poco a poco se van haciendo circuitos, llegando a hacer pistas de hasta 22 elementos. ¡Paciencia!

10 El consejo más importante: no te dejes llevar por la competición ni los resultados. Disfruta de tu perro y del agility poco a poco (iniciación, luego nivel avanzado y después, si os gusta a los dos, competición). Nunca os olvidéis del bienestar de vuestro perro y de buscar la mejor opción para él. Insistimos: poco a poco… ¡y a disfrutar!

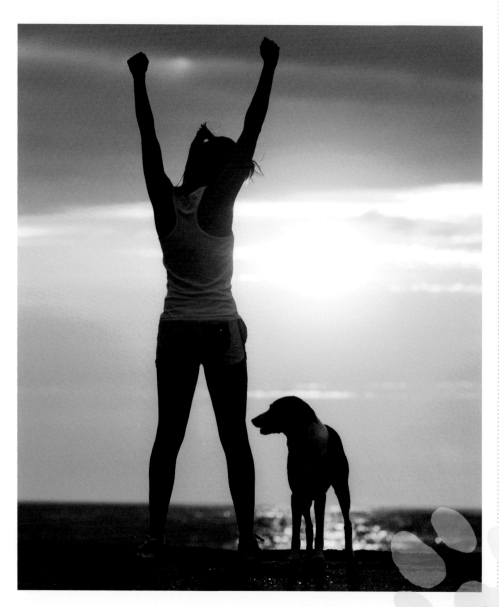

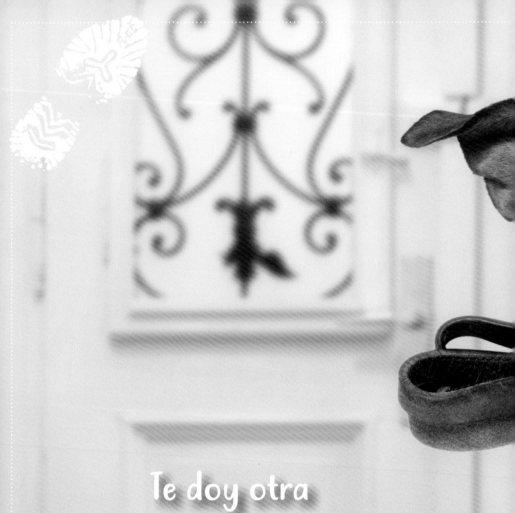

Te doy otra
oportunidad...

¿Salimos?

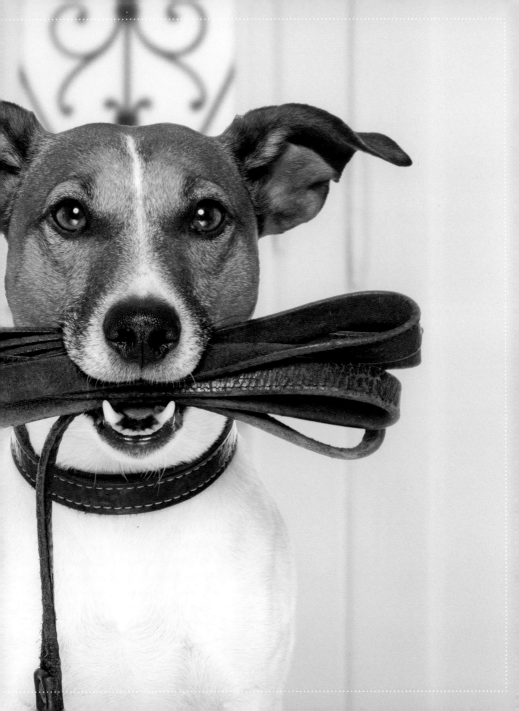

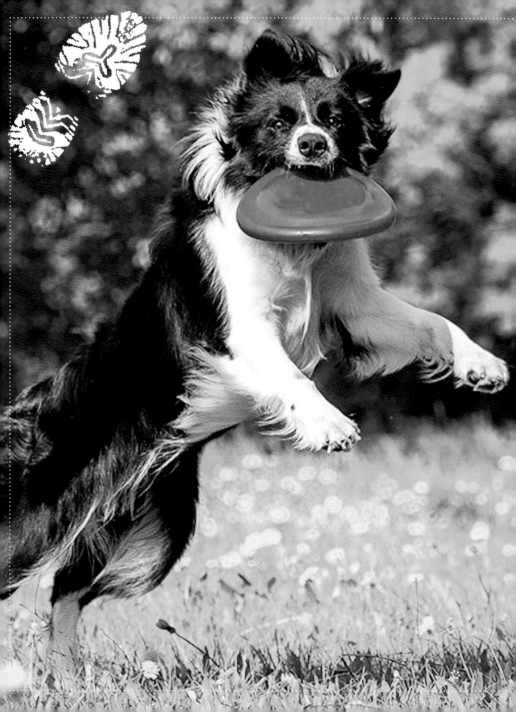

Qué es
el Disc dog

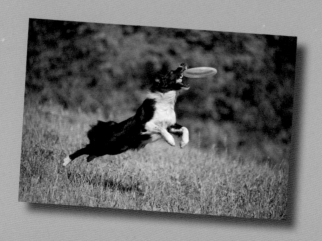

Qué es el Disc dog

El Disc dog (o «dog frisbee») es una actividad o juego en el que los guías humanos lanzan al aire discos con la intención de que su perro los capture. Esto lo podríamos hacer con cualquier cosa: pelotas, juguetes… Pero lo que convierte el juego en algo genial es que el disco flota de una manera particular, que convierte la captura por el perro en algo espectacular. Según se ahonda en la práctica y en el deporte las capturas se convierten en saltos y acrobacias que elevan este hobbie a nivel competitivo.

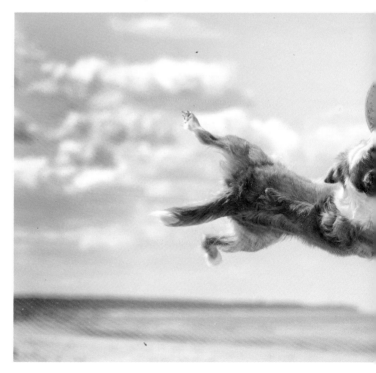

Compenetración

La práctica del Disc dog promueve y muestra la compenetración entre el guía y el perro; la sincronización entre ambos va aumentando en precisión cuanto mayor es la dificultad de los lanzamientos y figuras que se realizan.

El Disc dog es un deporte fácil de practicar y accesible a todo el mundo. Tan sólo se necesita un amplio espacio llano (a ser posible de terreno acolchado, como hierba o tierra), uno o varios discos y la inestimable ayuda de tu perro. Es por ello que, sólo en EEUU., lo practican más de un millón de perros.

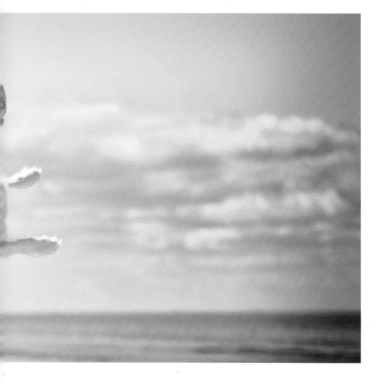

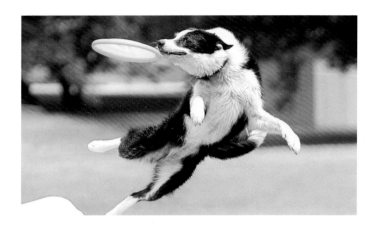

Competiciones

En Europa se realizan clasificatorias mundiales a nivel competitivo en unos 15 países, en las que podemos ver humanos de cualquier nivel, edad, género o condición física jugando con sus perros. Cada competición es una fiesta donde reunirse a disfrutar del espectáculo que ofrece cada uno de los participantes. Por otro lado, perros de todos tipos y razas* pueden jugar al Disc dog. Algunos campeones del mundo han sido perros mestizos e incluso perros acogidos de las perreras.

A veces la causa del abandono de los perros es la hiperactividad o los comportamientos agresivos o neuróticos. En muchos casos esto viene producido por la necesidad que tienen algunos perros de tener una «ocupación».

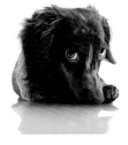

* Para ciertas razas de patas cortas y columna larga (como los Teckel), propensos a lesiones de columna, el disc dog no es un ejercicio recomendado. Asímismo, otras razas predispuestas a la displasia de cadera y codos (labradores, goldens, pastores alemanes) deben tener un seguimiento especial y practicarlo de una forma moderada para evitar así cualquier lesión que pueda arruinar el futuro de nuestro animal. Ante la duda, consulta siempre a tu veterinario.

Jugar ante todo

Por eso, el Disc dog, bien empleado y sin convertirlo en una obsesión, puede convertirse en una buena actividad para canalizar estos comportamientos ayudando al perro a sentirse útil, a pasar posibles traumas del pasado, además de proporcionarle un desahogo físico y un desarrollo mental. Existen otras actividades populares beneficiosas, como el juego con las pelotitas dyball, pero el Disc dog es una actividad que mantiene en buena forma la salud mental y física del perro a través del juego, y es muy beneficiosa también para su dueño… En resumen:

• Mayor entendimiento entre humano y perro.
• Mejora en el comportamiento de algunos perros.
• Mejor educación y conocimiento sobre las necesidades de los perros.

¡y mucha diversión!

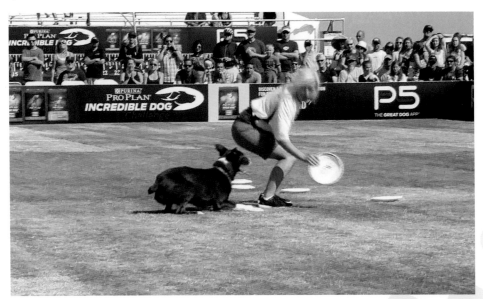

¿Puede mi perro practicar Disc dog?

Cada vez más perros y personas disfrutan del Disc dog un juego deportivo que fomenta la cooperación entre perro y guía.

Aunque hoy el Disc dog se ha profesionalizado y existen incluso competiciones, no hay ningún problema en enseñar a tu perro a practicarlo simplemente como actividad física o entretenimiento. Las capacidades que puede llegar a desarrollar tu mascota te sorprenderán, y no es casual que se haya convertido en un deporte espectacular y muy popular en todo el mundo: sólo en EEUU, lo practican más de ¡un millón de perros!

Esta práctica generalizada ha dado origen a una forma extrema de deporte canino, totalmente desaconsejable. Si se practica con desconocimiento, el Disc dog puede entrañar peligros para la salud de nuestro perro.

Prevenir el peligro

• **El suelo inapropiado.** Suelos rígidos sin amortiguación (cemento, asfalto) o que pueden causar abrasión en las almohadillas (moqueta, césped artificial), frenazos demasiado secos y agresivos (goma) o falta de control en la tracción (parquet). El más apropiado es el césped o la arena.

• **Terreno en mal estado.** Suelo con agujeros, cristales, piedras o cualquier objeto extraño, que puedan dañar las patas de nuestro perro o causar una torcedura. Para evitarlo, revisaremos el terreno antes de cada entrenamiento, retirando elementos peligrosos y tapando agujeros si es necesario.

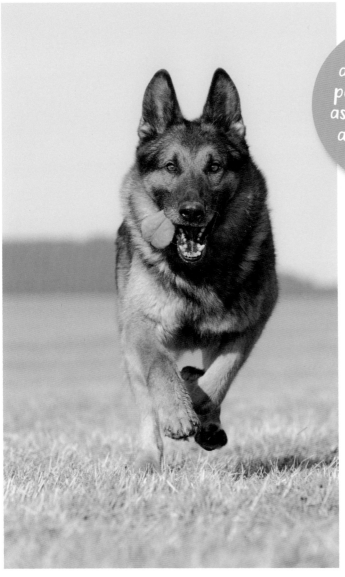

Habrá diversión sin peligro si nos aseguraremos antes de los detalles

• **Obstáculos.** Bancos, sillas, árboles… El parque y los jardines están llenos de obstáculos, y un disco mal dirigido puede acabar con el impacto de tu perro contra un objeto y causar una lesión. Si no podemos retirarlos, nos alejaremos lo más posible de los que queden.

• **La lluvia.** Cuando juguemos en césped, el suelo se volverá resbaladizo y peligroso. Sin embargo, jugando en albero, el suelo se ablanda y aumenta la tracción de nuestro perro.

Pero además, la lluvia resta vuelo a nuestro disco. Así que, cuando el suelo está resbaladizo, no fuerces a tu perro, juega espacio y cerca evitando largas carreras o saltos. Aprovecha para entrenar figuras cercanas.

• **El viento.** Quizás el más peligroso e inesperado de los agentes externos. Una racha repentina o un viento en contra, puede desestabilizar el disco haciéndolo cambiar de dirección. Un disco que cae muy deprisa, puede producir un frenazo exagerado de tu perro y causarle una lesión en las patas u hombros. Un disco que cambia de dirección en el aire, durante una figura, puede causar una contorsión y una mala caída.

Para evitarlo conviene aprender a jugar con el viento.

Lanza discos largos a favor usando tus lanzamientos más controlados y discos cortos en contra, aprovechando el extra de flotabilidad que te da el viento. Si lanzas discos perfectamente paralelos al suelo, sin inclinación, las rachas causarán menos problemas.

• **El tiempo de entreno y el calor.** Entrenamientos demasiado largos, exhaustivos o en días de calor, pueden causar un shock en nuestro perro. Desvanecimientos, torsiones de estómago, golpes de calor… Cómo evitarlo?: Se harán dos o tres sesiones de entrenamiento cortas, de 5-10 min. separadas por intervalos de 20-30 minutos de descanso. Evita los días y horas de calor. Controla el jadeo o su lengua. Observa si sus encías o lengua se amoratan ligeramente. Si

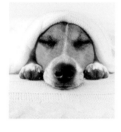

[«¿Fitness, dices? Hoy tengo una jaqueca terrible. Déjalo para mañana»]

se muerde la lengua con frecuencia es señal de que estás entrenando demasiado tiempo. Cada pequeña sesión, déjale refrescarse con agua, en pequeñas dosis.

Conocer bien a tu mascota

Hemos de conocer la raza y características de nuestro perro y saber si es apto para saltar, para correr a grandes velocidades, conocer sus cualidades, etc. Si lo forzamos a hacer ejercicios que no son adecuados para su cuerpo, seguramente acabará lesionado.

Veremos primero si hay otros perros parecidos que practiquen este deporte, preguntaremos a sus propietarios y, por descontado, a nuestro veterinario.

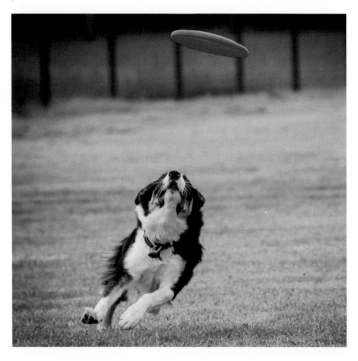

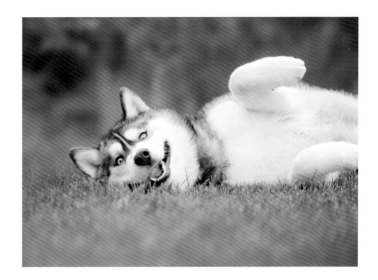

• **Enfermedades óseas.** Un perro con enfermedades óseas tiene el peligro de sufrir artrosis y dolores debido al ejercicio moderado y, con un ejercicio extremo como el Disc dog, puede acabar sufriendo una lesión grave.

¿Cómo evitarlo? Haz un examen veterinario exhaustivo del perro, con placas de sus huesos y un examen de sus funciones vitales. En caso de no tener una estructura ósea perfecta, o tener alguna deficiencia cardiorespiratoria, habrá que moderar y racionar el ejercicio.

• **Preparación física.** Si nuestro perro tiene unos músculos débiles, o si sus huesos no están debidamente formados aún —como ocurre con los cachorros— no podrán soportar los giros, aterrizajes o frenadas del Disc dog. Y entonces las lesiones serán constantes.

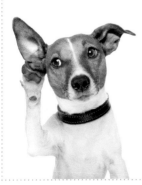

Para evitarlo, respetaremos el crecimiento de los cachorros, sin realizar ejercicios agresivos hasta que tengan a edad apropiada y estén en plena forma. Además del examen veterinario, su preparación constará de ejercicio regular,

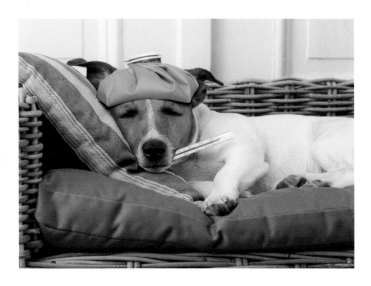

no necesariamente con Disc dog: carreras, ejercicios de
gimnasio… Con calentamientos y descansos despues de los
ejercicios.

• **Los saltos.** Si nuestro perro no sabe saltar ni controlar bien
su cuerpo, aumentan exponencialmente los riesgos de lesión
por derrapes, giros descontrolados en el aire y malas caídas.
Por eso primero tendrá que hacer ejercicio, con énfasis en
sus cuartos traseros.

• **Estrés.** Un perro descontrolado mentalmente es incapaz de
controlar su cuerpo, con todo lo que eso supone. Además,
el estrés y la obsesión nos pueden abocar también a fallos
cardiovasculares, sin contar con problemas de conducta
(agresividad, desobediencia…)
¿Qué puedes hacer? Ajusta la motivación que le das
a tu perro a la que necesite en cada momento. Juega
en entornos controlados, sin que puedan afectar otros
perros o circunstancias para que asimile las situaciones
paulatinamente. Deja el juego cuando las señales de estrés

se vuelvan evidentes (ladridos, que salte a por los discos de tu mano, que corra descontroladamente) y haz otra actividad hasta que el perro se calme.

La parte humana

Hay tres causas de lesión que son directamente creadas por los humanos y que son, sin duda, las que más nos concierne evitar. Por dsgracia, son las que menos evitamos.

• **Malos lanzamientos.** La mayoría de la gente sigue creyendo que un disco es una pelota o un palo que lanzar al perro. Un disco es 99% controlable siempre que aprendamos a lanzarlo bien. un disco mal lanzado puede hacer chocar a nuestro perro con un obstáculo, producir una mala frenada o caída… Se considera que la causa de más de la mitad de las lesiones que se producen en el Disc dog es un disco mal lanzado.

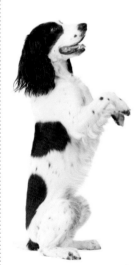

• **Mala ejecución en las figuras.** Realizar figuras avanzadas como vaults, flips, dogcatch… Requieren técnicas y métodos de aprendizaje. Una mala ejecución, una altura excesiva, discos mal colocados, apoyos inestables… Acaban irremediablemente en caídas que, desde alturas excesivas, pueden dejar a tu perro lisiado de por vida.

Antes de enfrentarte a figuras complejas, aprende de gente que tenga más experiencia y que te pueden corregir los errores. Comprende bien la técnica y primero entrena sin el perro. Y, por descontado, controla la altura a la que realizar tus ejercicios en función de las capacidades de tu perro.

• **El ego humano.** Esta es la más vergonzosa de las causas de lesión. Cuando el humano se olvida de que su perro es un ser vivo, de que es un amigo y un compañero inseparable, y lo usa como si fuera un objeto, arriesgando el físico canino para una foto, un vídeo o para lucirse delante de amigos o en competiciones absurdas.

Así que deja al perro tranquilo hasta que te hayas curado.

Valora lo que tienes y, cuando vuelvas al deporte, hazlo con gente de parque, que solo quiera disfrutar del día con sus perros. Recuerda, el peligro para los perros son los guías, no el deporte.

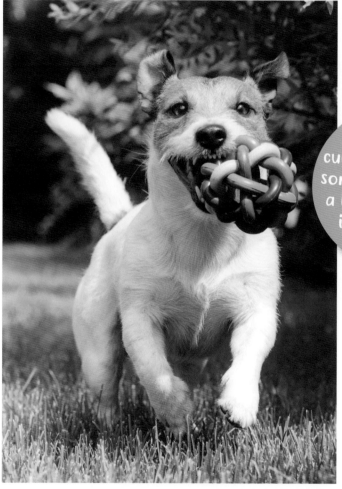

Mucho cuidado antes de someter al perro a lanzamientos impossibles

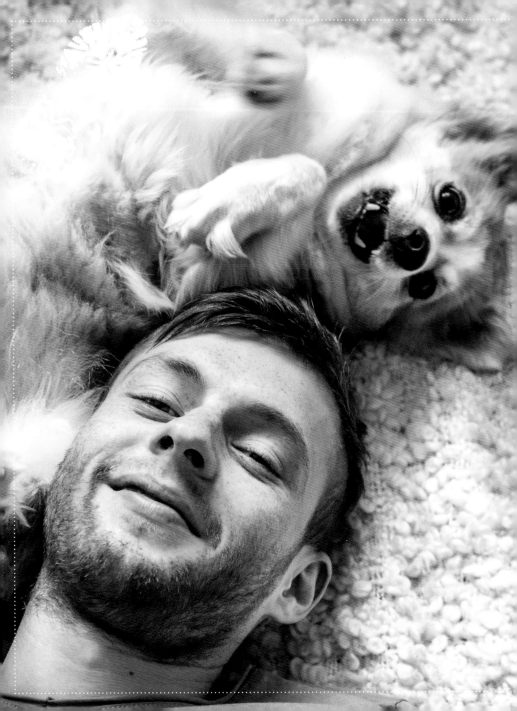

Sencillas técnicas
para nuestras mascotas

Relajación
para
mi perro

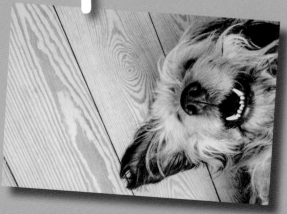

Sencillas técnicas de relajación para nuestras mascotas

Relajación para mi perro

Los animales pueden estresarse por muchos motivos y también necesitan relajación. Pero con unas técnicas básicas podrás hacer que se relajen en casa de forma cómoda y sin mucho esfuerzo. Cuidar de ellos también en este terreno les vendrá muy bien, y ayudará a que tu relación con tu mascota se fortalezca. Para nuestro perro tenemos algunas técnicas de relajación que se pueden aprender y hacerlo en casa.

Masajes

Los masajes también ayudan a nuestro perro a relajarse, si los damos de manera apropiada. Se recomienda empezar por la cabeza, bajar por el cuello, las patas delanteras, el estómago y por último las patas traseras. Mueve sus articulaciones.

Un paseo tranquilo, música relajante, masajes... no es difícil relajar a tu perro.

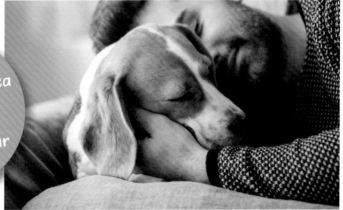

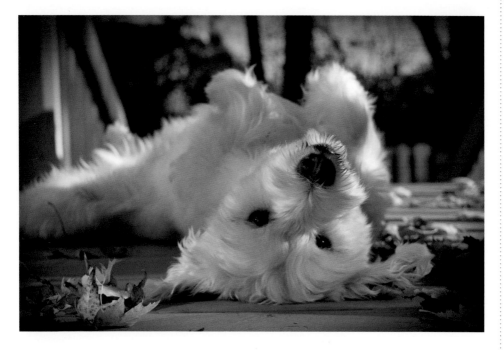

Pasear por la naturaleza

Dar largos paseos de forma relajada por algún lugar natural junto a nuestra mascota es otra de las mejores técnicas para relajarle. Durante el paseo detente y siéntate con tu perro en el mar, la montaña o un parque, juntos y en silencio. Intenta encontrar un lugar lo menos ruidoso posible. Esto relajará la mente de ambos y os ayudará a reducir el estrés y el nerviosismo.

Música

La música es relajante para las mascotas, por lo que compartir con tu amigo un poco de clásica en casa puede convertirse en una experiencia inolvidable para los dos. Sentaros en la sala y pon música, preferiblemente clásica, o especial para relajación —es fácil de encontrar, tanto en CD como en streaming—. Cierra los ojos y relájate. Aunque al principio tu perro no haga lo mismo, cuando te vea tan relajado y la música llegue a su mente, te imitará.

Yoga y estiramientos para perros

Masajearemos primero la cabeza de forma muy suave, con énfasis en las sienes del animal de manera circular para relajar tensiones. Después las orejas, pues estas están llenas de sensibilidad, y aunque no suele gustarles mucho al principio, al final los embarga una tranquilidad inmensa. No hay nada mejor que una terapia de caricias. Pasar la palma de tu mano por su cabeza, de arriba a abajo, les recordará la lengua de su madre cuando eran cachorros. Estira sus patas

No está jugando al Disc dog. Te trae el plato para que se lo llenes de comida…

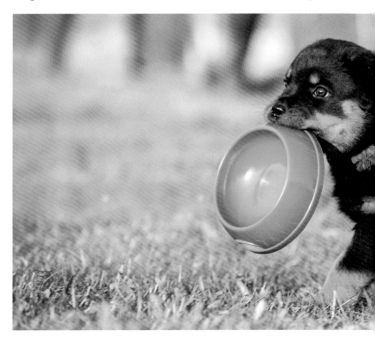

cogiéndolas de la parte inferior y mueve de forma suave sus articulaciones. Sostenlo por las caderas y levanta sus patas traseras para ayudarlo a estirar y relajar su columna vertebral.

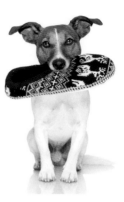

Natación

El verano aburre a los perros, por el calor y por estar en casa la mayor parte del tiempo solos. Para remediarlo, y también para que se refresque y relaje, la natación puede ser una técnica buenísima.

En Los Ángeles, California, ofrecen unas divertidas clases de natación para mascotas (sin importar su tamaño) que también se están poniendo de moda en Europa. Si al final interactúan con su dueño, los animales suelen quedar exhaustos, pero plenamente relajados.

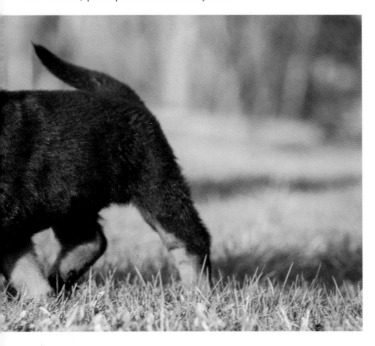

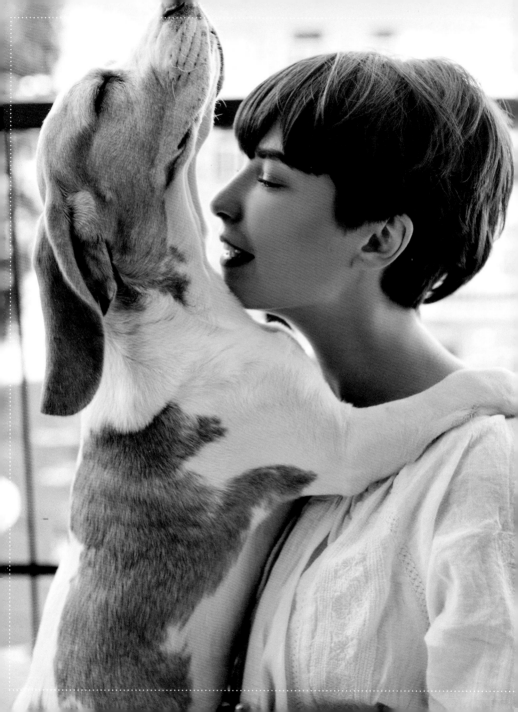

Lo que tu perro te enseña de la vida

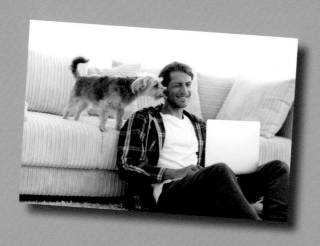

Lo que tu perro te enseña de la vida

Alegría

Llega el buen tiempo. Los días se alargan y disfrutamos de muchas más horas de luz para pasear, ir de excursión o leer un libro en el parque. Sin duda, la compañía de tu perro hará mucho más agradables estas actividades. Su alegría contagiosa, después de meses de mal tiempo y quedarse en casa, se manifiesta de forma más evidente estos días. Corre por la habitación moviendo el rabo sin parar, se acerca a la

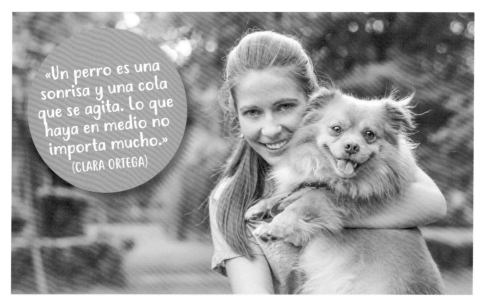

«Un perro es una sonrisa y una cola que se agita. Lo que haya en medio no importa mucho.»
(CLARA ORTEGA)

puerta pidiéndote que le saques a disfrutar del día soleado, pasa horas en el balcón mirando el trajín de la calle con las orejas erguidas e incluso, en algún momento, te parece verle esbozar una sonrisa ante la última trastada del pequeño de la casa. ¿Creías que sólo tu podías mostrar tu alegría riéndote?

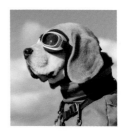

Expresiones

Algunos propietarios creen que su perro es el único capaz de reír. Pero el autor Ulrich Klever afima que «por desgracia les debo desilusionar, pues la risa no es tan rara entre los perros. Me refiero a la expresión del rostro que se parece a la sonrisa humana: retraen los belfos, elevan la comisura bucal y abren ligeramente la boca. Además llevan las orejas hacia delante, mantienen la cola en alto mientras la mueven y el animal se inclina hacia delante como si quisiera agacharse. Salta hacia adelante como si fuera a morder y hacia atrás, igual que para salir corriendo» (*El nuevo libro del perro*, 1989).

«Somos lo que aparentamos ser, de modo que debemos tener cuidado con lo que aparentamos ser».
(KURT VONEGUT)

Quisi

A Quisi cada vez que su amo Francesc le explica una historia, se le ilumina el rostro con una sonrisa. Algunas tardes, se sientan en el salón de su casa, y él le cuenta un cuento como si fueran padre e hija. Entonces, la perrita ladea la cabeza y sonríe, sabiéndose centro de toda la atención y el cariño de su dueño. Le mira fijamente como si no quisiera perderse detalle de la trama y esperando, ansiosamente, el final, que siempre va acompañado de una caricia. Francesc adora a los animales, y Quisi es capaz de adivinarlo a través del dulce tono en que le habla.

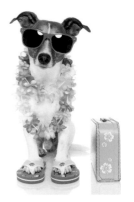

Sonrisas

El perro puede incluso llegar a esbozar una sonrisa irónica, según Klever. Este gesto «sólo se lo dirigen a los seres humanos. Los perros que sonríen son los que mantienen un contacto muy estrecho con seres humanos y tienen la capacidad de imitar algunas de las expresiones de éstos».

No pierdas la oportunidad de sonreír a tu perro: cada vez que haga algo bien, salude a las visitas con educación o, simplemente, cuando te sientas feliz y quieras mostrárselo. Klever se topó un día con un doberman paseando por el Jardín Inglés de Munich. Aunque trató de apartarle de su camino diciéndole con energía «Vete», el imponente animal permaneció allí, quieto y amenazante. Entonces, Klever probó a cambiar el tono de sus palabras y, sobre todo, sonrió muy expresivamente, cruzando su mirada con la del perro. «¡Pero qué simpático y qué tonto eres!», le dijo con una amplia sonrisa. Y el doberman lo interpretó como un gesto amistoso, empezó de inmediato a mover la cola, alejándose entre los matorrales del parque. La alegría es contagiosa y la sonrisa es su embajadora. Como vemos, puede desarmar al más fiero. Aunque es cierto que hay canes que sonríen, no te preocupes si el tuyo no lo hace. El lobo, el antepasado de nuestros perros, tiene cerca de catorce movimientos faciales para expresar emociones. Nuestras mascotas, con los siglos de domesticación y la creación de razas artificiales, han perdido algunas de ellas. Por eso utilizan otras partes de su cuerpo para expresarse.

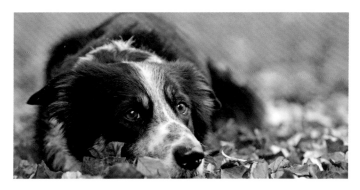

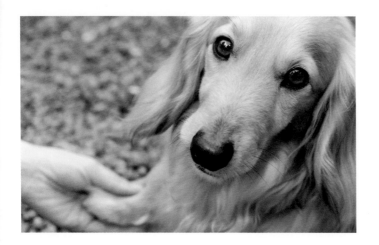

La cola

El gesto que realmente te demostrará que está feliz, contento y alegre de formar parte de tu vida es el movimiento de su cola. La literatura, la pintura, el cine, los cómics... siempre han utilizado el universal meneo del rabo como expresión de la alegría del perro. Pero lo que la mayoría no sabemos es que puede ser muestra de muchos otros estados de ánimo.

• Movimientos de cola rápidos y enérgicos: **se siente contento**
• Lentos y cortos, golpeando el suelo mientras está echado: **está a gusto**
• Cola horizontal: **gran contento**
• Oscilación como el péndulo de un reloj, en círculo o semicírculo: **alegría**
• Cola erecta, moviéndose lentamente como el limpiaparabrisas de un coche: expresión de conflicto entre bienvenida y rechazo: **duda**
• Rabo entre las patas: **retraímiento y/o miedo**
• Cola levantada y movimiento a modo de látigo: **enfado o posible agresión a la vista**

Orejas

Afortunadamente, las señales de humor del perro y sus intenciones no sólo pueden leerse en su rostro y en su 'coleteo', las orejas pueden darnos muchas pistas sobre su bienestar o malestar. Aprender a interpretar qué quiere decirnos con ellas puede ser muy útil en el caso de los perros de cola corta o tan lanudos que sus expresiones faciales quedan ocultas bajo las lanas que les cubren la cara.

• Orejas erguidas: **atención y confianza en si mismo**
• Orejas erguidas con cabeza ladeada: **alegría**
• Hacia delante o lateralmente: **disposición de ataque**
• Orejas hacia atrás o plegadas: **inseguridad**

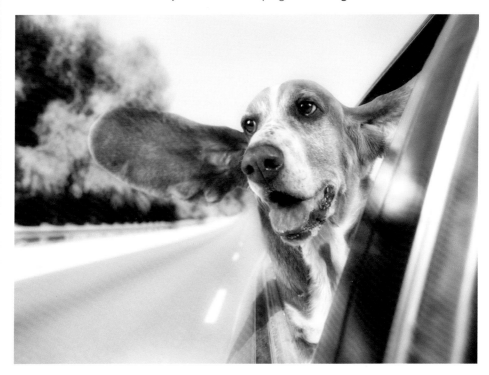

Franklin

Benjamin Franklin, el famoso inventor norteamericano, aseguraba que «la alegría es la piedra filosofal que todo lo convierte en oro». Si somos capaces de irradiarla, compartirla, vivirla... ¡no habrá problema que se nos resista ni obstáculo que no podamos afrontar! Por eso es importante conseguir que todos los seres vivos a tu alrededor disfruten de ella. Igual que te preocupa que tus hijos o hijas estén contentos, compras regalos a tus padres por fechas señaladas o cocinas sus platos favoritos a hermanos y hermanas para que disfruten, no olvides buscar la felicidad de tu mascota.

Algunos consejos

Entorno físico

Recuerda que el entorno físico y las condiciones de vida son muy importantes para tener un perro dichoso. Debes prepararle un lugar resguardado para el día y la noche, que pueda considerar suyo. Como tú, necesita su plato, su cuenco de agua y «su propia cama». Siempre es mejor que tu perro pueda disponer de un espacio al aire libre: un jardín, una terraza o un pequeño balcón. De esta manera, cuando tú te ausentes, no se sentirá encerrado, podrá disfrutar del sol y ver vida, más allá de sus cuatro paredes. Si no es así, por lo menos, garantízale un espacio con luz natural. De lo contrario, como nos pasa a las personas, puede deprimirse con facilidad.

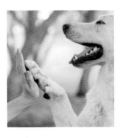

«¿Por qué el perro tiene tantos amigos? Porque mueve la cola en vez de la lengua».

(ANÓNIMO)

Rutinas y cuidados

Aunque pueda parecer muy obvio recordarlo, el animal necesita comer y beber regularmente. Consulta con tu veterinario cuál es la mejor alimentación para su edad, raza

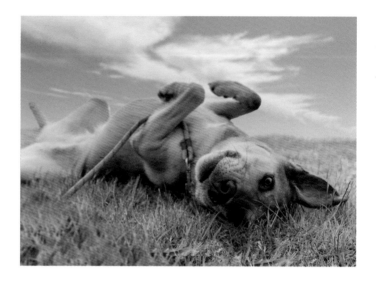

y tamaño. Un animal alimentado equilibradamente es una criatura feliz y sana. Pero con eso no es suficiente, ya que hay que sacarlo a la calle un mínimo de tres veces al día. No bastan cinco minutos: necesita disfrutar, jugar, hacer ejercicio, desestresarse, correr sin la correa con que habitualmente lo privamos de libertad, relacionarse con otros animales... y eso no se hace en tan poco tiempo. Seguro que te gustará presumir de perro: para ello no olvides lavarlo, llevarlo a la peluquería para cuidar sus uñas y pelo, cepillarlo, tener al día su cartilla de vacunación, quitarle las legañas de los ojos o la cera de los oídos.

Compañía humana

Al perro le gusta formar parte de nuestra familia: hace miles de años decidió convivir con el hombre y aceptar su compañía. Tu mascota no es un juguete, sino un ser vivo que agradece compartir contigo parte de tu tiempo. ¡Y no sabes cómo! Ten en cuenta que tus cambios de humor o

un ambiente enrarecido en el entorno familiar le afectan.
Se ha comprobado que en caso de divorcio o separación,
nuestros amigos peludos pueden sufrir depresiones o
transtornos emotivos. Laura es una caniche con problemas
de confinamiento. Cuando Claudia, su dueña, se va a trabajar,
empieza con vehemencia a rascar la puerta, haciéndose
sangre en las patas. Parece que estuviera pidiendo
acompañarla al trabajo. Un psicólogo canino ha analizado
el caso. Su diagnóstico es claro: Laura se siente muy sola
y atrapada en la casa, siente angustia y miedo. Para este
especialista, estos animales como los seres humanos, son
sociales y no pueden vivir en confinamiento.

Jugar, alegría compartida

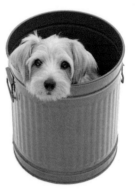

Si ves que tu perro está atravesando un momento bajo de
ánimo, procura ayudarle a recuperar la alegría de vivir como
haría él contigo. No escatimes carantoñas, muecas o palabras
amables.
Dice un proverbio que las grandes alegrías merecen
compartirse. ¡Con tu perro también! Tu mascota es capaz de
interpretar gestos, cambios de humor y, en cierta manera, de
entender a los humanos. No olvides hacerle partícipe de tus
sentimientos positivos y celebraciones.
También el juego puede ser utilizado como terapia para
combatir esta tristeza. Desde que son cachorros, jugar
forma parte importantísima de su evolución equilibrada
tanto física como emocional. A través del juego se pueden
desarrollar buenos hábitos de conducta, aprender a canalizar
la agresividad que algunas razas poseen o mantener la
alegría en un alto nivel. Al igual que sucede entre los seres
humanos, los canes siguen jugando cuando son adultos,
sobre todo algunos como los bóxer o spaniel.
Si tu mascota corre en círculo o viene hacia ti y sale de
nuevo corriendo, te está invitando a jugar con ella. No

desaproveches la oportunidad de hacerlo, persíguela y deja que te persiga; lánzale algo para que vaya a por ello y te lo devuelva; ata un trapo del palo de la escoba para que pueda estirarlo o coge una pelota y empezad un partido de fútbol a cuatro patas.

Exceso de alegría

Aunque pueda parecer extraño, tan perjudicial es la tristeza como el exceso de alegría. A través de la educación que impartes a tu animal de compañía, ayúdale a canalizar un exceso de contento que puede acarrearle problemas. Susi tenía seis meses y, como cachorro que era, se le permitía casi todo en su hogar. Esta mestiza era de carácter extrovertido, afable y muy social. Tanto le gustaba la gente que, cuando llegaban visitas al piso, se ponía a brincar de un sofá a otro haciendo todo tipo de cabriolas. ¡Su agilidad era sorprendente! Susi no era consciente de lo peligroso que podía resultar esta muestra excesiva de euforia: un mal golpe o una caída tonta la hubieran lastimado. La cabeza de familia decidió prevenir males mayores. Empezó a reñirla cada vez que se comportaba de esta manera y a premiarla cuando manifestaba su felicidad de manera más contenida. Poco a poco, Susi aprendió a 'comportarse como una verdadera señorita' ante las visitas. Nunca dejó de mostrar su alegría aunque eso sí, lo hiciera con pequeños saltitos, movimientos de cola o rozando a sus amigos humanos.

Educar a tu perro

Susi demostraba su hiperactividad saltando por encima de los sofás. Otros cachorros muerden las patas de los muebles, estiran las cortinas, no son capaces de controlar su orina o destrozan las plantas con sus patas. Todas estas muestras desproporcionadas de alegría deben ser corregidas.
La educación es una de las bases de la felicidad canina.

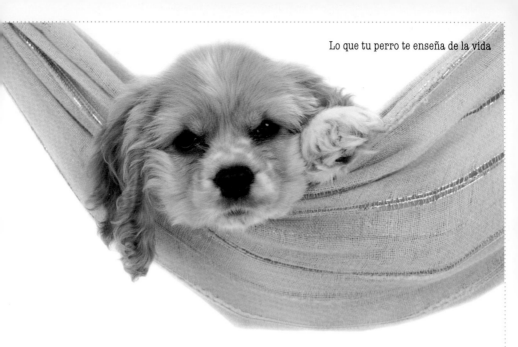

Al igual que hacemos con nuestras crías humanas, debemos enseñar a los animales a convivir y comportarse.

Aunque algunas corrientes no lo defiendan, un perro necesita normas. Según Klever, «un perro alegre, aunque reservado, que lleve la cabeza y la cola levantadas, que esté atento a todos y tenga un carácter vivo, que tenga afecto por su dueño y le obedezca (aunque no siempre), es un perro feliz. Recibe un buen trato, se entiende con su "manada" y ocupa en ella un puesto estable y natural».

Ten una cosa en cuenta: si no tratas a tu animal como se merece, con aprecio, no podrás disfrutar de su alegría. Como dijo Henry Wheeler, «el dinero podrá comprarte un muy buen perro, pero no te comprará el meneo de su cola». Si en el caso de las personas ya se dice que el oro no todo lo compra, menos en el de los animales. Para ellos, los regalos materiales no tienen ningún valor si no van acompañados de respeto y amor. Para ellos, una sonrisa tuya o una palabra amable vale más que todos los bienes materiales del mundo.

Aprender de un perro alegre

La escritora Pearl Buck aseguraba que «muchas personas se pierden las pequeñas alegrías mientras aguardan la gran felicidad». Eso no se podría decir de tu perro: agradece el primer rayo de sol del día como si fuera el último de su vida, vive una caricia tuya como la mayor recompensa que jamás podrá recibir o se lanza sobre los restos de tu plato y los disfruta como el más exquisito de los manjares.

El presente es la única dimensión de tiempo con sentido para las mascotas. El pasado ya queda muy lejos y el futuro, ¿quién sabe dónde está? En nuestros primeros años de vida nos comportamos de la misma manera. ¿Por qué cuando crece el ser humano se empeña en pensar que sólo puede ser feliz si le tocan miles de millones en la lotería mañana o si puede conservar las medidas perfectas que tuvo en el pasado?

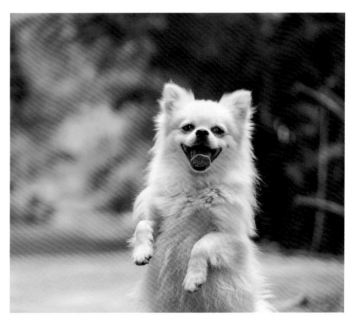

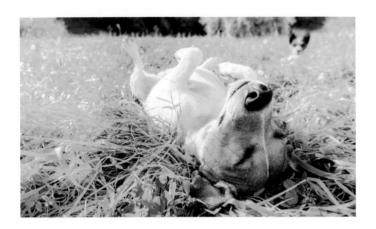

Empieza el día saboreando todas esas pequeñas cosas positivas que te suceden. Los golpes de suerte y los grandes acontecimientos en tu vida serán escasos. Sin embargo, ¿te has parado a pensar cuántas sonrisas de tus amigos, palabras amables de tus compañeros de trabajo o días soleados te aguardan? Sólo necesitas mirarlas con los ojos adecuados para que se conviertan en fuente inagotable de alegría para ti. La suma de todos estos pequeños momentos te irá acercando a la felicidad que tanto perseguimos.

No olvides manifestar esa alegría. Sonríe a todos aquellos con los que te cruces. Agradece al amigo o amiga que te ha hecho reír la sensación que te ha despertado.

Acaricia a tu mascota tras pasar un rato divertido jugando con ella.

Compartir la alegría multiplicará sus efectos en ti y en los que te rodean. Aprende de tu perro. De la manera más desinteresada, cuando está alegre busca compartir contigo sus juegos y lametones. Con sus ladridos, en muchas ocasiones, parece querer decirte: «Divirtámonos juntos, compartamos este momento de juego, si no es así pierde gracia para mí». Todo ello, sin esperar nada a cambio.

Cariño

Cómo te lo demuestra él

Tienes mucha suerte, ¿lo sabías? En tu hogar, te espera un amigo incondicional que no pierde oportunidad de demostrarte su adoración. No importa cómo seas o cómo te encuentres ese día: tu perro sólo tiene ojos para ti y no para de demostrártelo. Sólo tienes que aprender a interpretar todas las muestras que te da.

Lila, para demostrar el afecto a sus amas, se subía sobre su regazo. Cuando ellas le decían «ven al cuello» la perrita inclinaba su cabecita sobre su pecho, cerrando los ojos y aguardando una caricia.

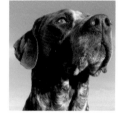

Las historias están más llenas de ejemplos de fidelidad de perros que de personas.

(ALEXANDER POPE)

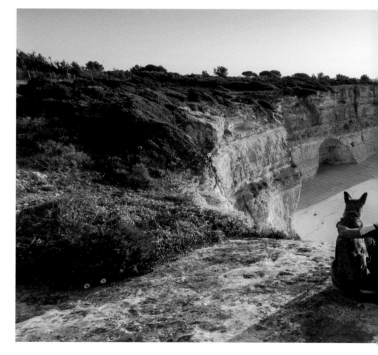

Lee algún libro de comportamiento canino, consulta a un etólogo o a tu veterinario de confianza pero sobre todo, ponle imaginación. De su hocico no oirás: «Cuánto te he echado de menos», «cómo me alegra verte» o «me tenías preocupado, ¿puedo hacer algo por ti?».

¿Qué significan a veces sus ladridos?

• **Varios ladridos agudos, cortos y repetitivos:** una invitación al juego
• **Un único ladrido:** curiosidad o establecimiento de contacto
• **Ladridos fuertes:** en algunos casos, pueden expresar una gran emoción, entusiasmo o excitación, por ejemplo, ante la idea de jugar. También puede significar un afectuoso saludo

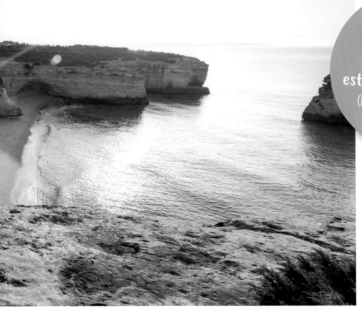

«La alegría no está en las cosas, está en nosotros».
(RICHARD WAGNER)

A diferencia de estos ladridos afectuosos, cuando oigas...

• Una serie de **ladridos agudos**: el animal se siente solo, preocupado o necesita más atención.

• **Ladridos en tono bajo y repetidas veces**: indica defensa o protección.

• **Gruñidos**: señal de advertencia, pueden implicar reto pero también temor.

• **Lloriqueos agudos y repetitivos**: denotan un animal estresado, asustado o con algún motivo de preocupación.

Esto es lo que los perros nos dicen. ¿Pero qué entendemos nosotros? Depende del día que tengamos, de nuestro buen oído o de la atención que prestemos. Al ser humano no le resulta fácil entender a sus mascotas. Tanto es así que, a principios del 2000, una empresa japonesa lanzó un invento al mercado: el 'Bowlingual'. Un artefacto traductor de ladridos. En su país ya se han vendido centenares de miles de estos aparatos, considerados uno de los inventos más agradables según la revista *Times*. ¿Cómo funciona? Muy sencillo: clasifica cada ladrido, aullido o gruñido en seis categoría emocionales. Alegría, tristeza, frustración, ira, afirmación y deseo e incluso las traduce por frases humanas equivalentes en significado. Por ejemplo, «¿me estás riñendo?», «estoy muy contento de verte» o «estaba preocupado por ti».

Más allá de los sonidos

El perro no te demostrará su cariño sólo con gruñidos y ladridos. Como nosotros, su cuerpo es un instrumento imprescindible para demostrar sus sentimientos y emociones. Por eso, a la vez que gruñe o ladra al verte después de muchas horas, realizará algunos movimientos o repetirá acciones para demostrar la alegría que le embarga. Cada animal es un mundo, sin embargo, algunas de estas muestras comunicativas son muy comunes.

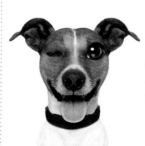

- **Menear el rabo:** para expresarte lo mucho que te quiere.
- **Ladear un poco la cabeza:** como si te prestara toda su atención.
- **Entreabrir la boca:** como si sonriera.
- **Levantarse sobre las patas traseras y colocar sobre ti las delanteras:** para establecer contacto físico contigo.
- **Ponerse panza arriba:** demostrándote toda su confianza.
- **Restregarse contra tus piernas:** para acariciarte.

Algunos de estos gestos de cariño no sólo se los destinan a las personas que quieren, sino también a otros perros y animales que viven con ellos. Una corredora de carreras de trineo recuerda que su bonito husky se encaprichó de una perra que vivía cerca de la casa del pueblo en el que veraneaban. El ejemplar de perro de las nieves se aproximaba a ella y frotaba su hocico con el de la perra. «Era como si se dieran besitos», dice su dueña. Al parecer, el animal era un don Juan, porque otro día que fueron a correr por la playa, conoció a otra compañera canina. Estuvo jugando y retozando con ella. Días después, al pasar por el mismo sitio, la buscaba y aullaba llamándola. Sin duda, necesitaba su cariño.

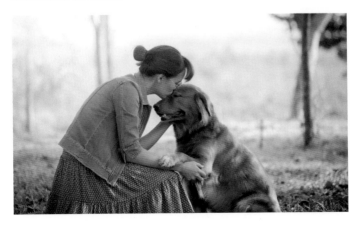

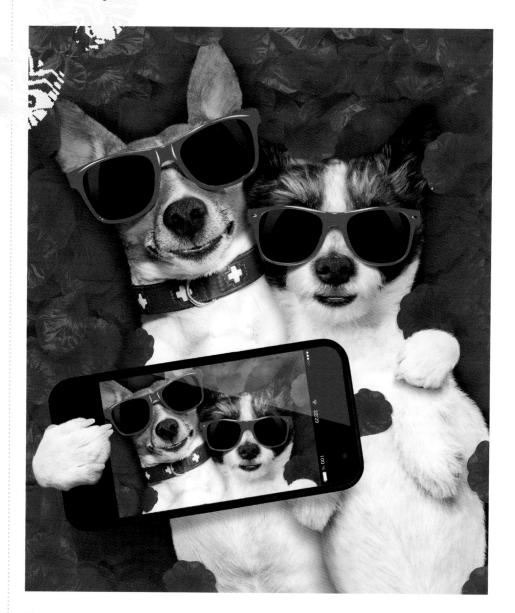

Para saber más. Libros

Brown, Tony y Hofer, Andreas, *Cómo adiestrar a tu perro en 21 días*.
   Ed. O. Ámbar
Chernak McElroy, Susan, *Animals as guides for the soul*.
   Ed. Ballantine.
De Baïracly-Levy, Juliette, *Cuidado natural de perros y gatos*.
   Ed. Integral.
Guzmán, Caty y Fizsbein, M.ª Rosa. *Mis amigos los animales*.
   Ed. Océano.
Hofer, Andreas, *El gran libro del perro*. Ed. Océano.
Johnson, Rebecca A., *Walk a hound, lose a pound*.
   Purdue Univesity Press.
Kakand, Stephanie. *Historias entrañables de altruismo y amor animal*.
   Ed. Oniro.
Klever, Ulrich, *Perros*. Ed. Everest.
Korman, Henry y Mary Ellen, *Tu perro y tú: una feliz convivencia*.
   Ed. Oniro.

Agradecimientos

Vanessa Díaz; Iván Pardo (FormaDog Madrid) y Pilar Pérez
(FormaDog Málaga);
María Pei; Escuela Disc Dog Maskokotas (www.maskokotas.com);
Lucila Ferrini (Veterinaria especializada en homeopatía y nutrición);
Eva López (www.expertoanimal.com); Pablo Chaves;
Enrique Solís (www.lealcan.com/agility); Timothy B. Hackett
(dogbreedinfo.org); Andreas Hofer y Loly Garrido (www.gudog.com).

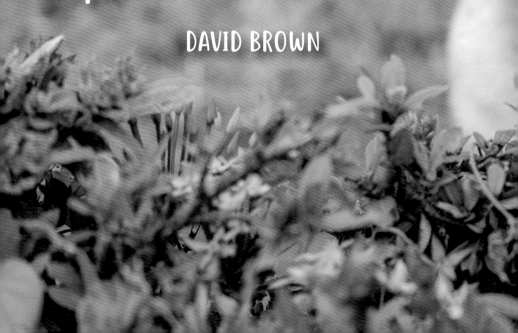

Para hacer ejercicio,
pasee con alguien
que le acompañe
de buen grado,
preferiblemente
un perro.

DAVID BROWN

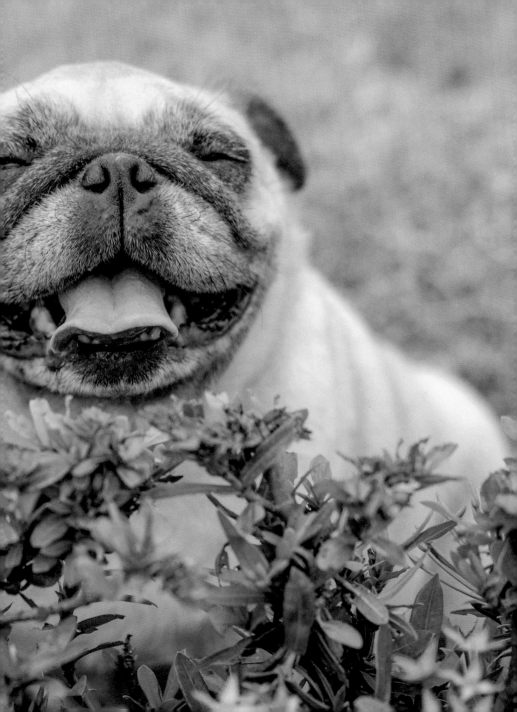

Otros libros similares:

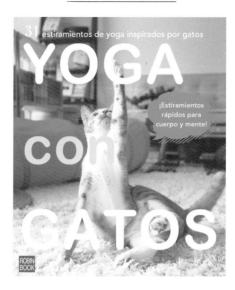

¿Se te ha ocurrido alguna vez pensar que los gatos podrían ser auténticos maestros del yoga? Es fascinante observar su manera de moverse y estirarse y ver cómo pueden pasar de un momento a otro de una alegre actitud juguetona a la relajación completa. Este libro incluye 31 estiramientos y posturas de yoga inspirados en los movimientos de nuestros amigos felinos.

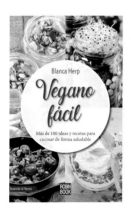

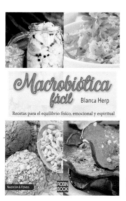

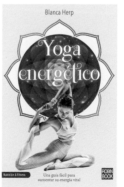

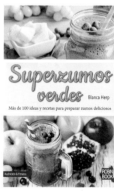

Más de 100 ideas y recetas para cocinar de forma saludable

Recetas para el equilibrio físico, emocional y espiritual

Descubra su lado más espiritual a partir de sencillos ejercicios

Más de 100 ideas y recetas para preparar zumos deliciosos